王陇德总主编　　　　健康9元书系列

医生笔记

——痛风防治关键问题

高　珊　编　著

金　盾　出　版　社

内 容 提 要

本书主要对痛风的流行病学、成因、危害进行介绍，使读者能对痛风有比较系统的了解和科学的认识；内容包括：痛风性关节炎的临床症状、检查、治疗，与其他原因所导致的关节炎进行鉴别诊断；痛风性肾脏损害的三种表现形式、检查手段及治疗方法；痛风分期和各期的治疗等，使读者了解痛风的危险因素并学会很好地控制痛风。

本书表达生动，实例贴切，紧密结合临床，以“知识导航”的形式，介绍了痛风治疗的最新进展。

图书在版编目(CIP)数据

医生笔记——痛风防治关键问题/高珊编著．--北京：金盾出版社，2012.5

(健康9元书系列/王陇德总主编)

ISBN 978-7-5082-7622-9

Ⅰ．①医… Ⅱ．①高… Ⅲ．①痛风—防治 Ⅳ．①R589.7

中国版本图书馆CIP数据核字(2012)第081737号

金盾出版社出版、总发行

北京太平路5号(地铁万寿路站往南)

邮政编码：100036 电话：68214039 83219215

传真：68276683 网址：www.jdcbs.cn

北京画中画印刷有限公司印刷、装订

各地新华书店经销

开本：787×930 1/32 印张：3.375 字数：50千字

2012年5月第1版第1次印刷

印数：1～50 000册 定价：9.00元

编 委 会

总主编

王陇德

副总主编

胡大一　瞿　佳　洪昭光　向红丁

编　委

（以姓氏笔画为序）

王爱华　向　阳　余　震　张文瑾
张秀华　杨新春　陈　伟　陈肖鸣
陈　浩　姚　鹏　贾福军　郭冀珍
高　珊　麻健丰　薛　延

序

随着经济的发展，时代的进步，医疗卫生水平的提高，我国疾病谱发生了很大变化，预防为主的观念也在变化。过去讲预防为主，主要是预防传染病，因为传染病是当时居民的主要死亡因素。近些年来，虽然传染病得到有效控制，可是脑卒中、冠心病、高血压、糖尿病等慢性病却成为影响居民健康的主要因素。2008 年公布的"我国居民第三次死因抽样调查结果"显示，脑血管病已成为我国国民第一位的死亡原因，死亡率是欧美国家的 4～5 倍、日本的 3.5 倍，甚至高于泰国、印度等发展中国家。《中国心血管病报告 2010》显示，目前全国有高血压患者 2 亿人，成为严重威胁我国人民健康的主要疾病。然而，我国人群高血压的知晓率、治疗率和控制率仅分别为 30.2%、24.7%和 6.1%，仍处于较低水平。高血压不仅是一个独立的疾病，也是脑卒中、冠心病、肾衰竭和眼底病变的主要危险因素。高血压患者还常常伴有糖尿病等慢性疾患。

当前，造成我国国民慢性疾病上升的主要原因有：

不健康的生活方式：除了平均寿命延长以外，另一个主要原因就是长期不健康的生活方式。不健康的生活方式助长了慢性病的高发和威胁。很多人长期大鱼大肉，摄入过多的热能，加之不良的生活习惯，如过量饮酒、吸烟、身体活动不足，导致肥胖、血管硬化等。这些都是慢性疾病的主要危险因素。

健康素养水平较低：人民的健康知识并未随着生活水平的提高而增多。中国健康教育中心（卫生部新闻宣传中心）公布的我国首次居民健康素养调查结果显示，我国居民具备健康素养的总体水平为6.48%，即每100人中仅有不到7人具备健康素养。本次调查就科学健康观、传染病预防、慢性病预防、安全与急救、基本医疗5类健康问题相关素养现状进行了分析。结果表明，慢性病预防素养水平最低，仅为4.66%。

养生保健中的误区：由于健康知识的不足，人们在养生保健中的误区也十分常见，如蛋黄里含有大量的胆固醇，血脂高的人群不能吃蛋黄；水果是零食，可吃可不吃；爬山是中老年人最好的锻炼；闻鸡起舞，中老年人晨练好处多等。这些误区不仅起不到保健的作用，而且可能造成对健康的损害。

由此可见，改变人们不科学的生活方式，提高群众的健康知识水平显得尤其重要。金盾出版社邀我组织编写一套防病治病和养生保健类的科普图书。《健康9元书系列》正是秉承了这一使命，将深奥的医学科学知识转化为通俗易懂的老百姓的语言，将科学的健康知识呈现给大家，正确指导群众的保健行为。《健康9元书系列》共50种，编写此套系列丛书的50余位作者中，既有胡大一、洪昭光、向红丁等一批全国知名的大专家，也有活跃在基层医院临床第一线的中青年专家。他们都拥有扎实的医学理论基础和丰富的临床经验。更为难能可贵的是，他们除了做好自己的医疗、教学和科研工作以外，都热衷于健康科普宣传工作，花费了大量的业余时间编写这套系列丛书。这套系列书从常见病的防治到科学的养生保健方法，从慢性疾病的营养配餐到心理保健，涉及面广，实用性强，让读者看得懂，学得会，用得上。希望通过《健康9元书系列》的出版，为我国民众的健康知识教育和健康水平的提高贡献一份力量。

中华预防医学会会长
中国工程院院士

2012年4月于北京

前　言

目前，我国高尿酸血症患者人数已达1.2亿，5%～12%的高尿酸血症患者会发展为痛风，而且正以每年9.7%的增长率迅速增加。痛风已经成为我国仅次于糖尿病的第二大代谢类疾病，肆意吞噬着人们的健康。该病集中暴发于近些年，而且呈年轻化趋势，但患者对痛风知识了解甚少，加之其病因复杂，容易复发，故治疗起来比较困难。目前，我国专业治疗痛风的医生很少，设有痛风专科的医院更是寥寥可数。编写这本书的目的是希望读者除了加强日常保健，预防痛风症的发生外，最重要的是了解痛风的危害并在发生痛风之后能及时接受正规的治疗。本书作者根据多年的临床经验和心得，从疾病诊治的自然流程，记录不同的患者病情和特征，结合临床实例深入浅出地介绍痛风防治知识。

本书主要对痛风的流行病学、成因、危害进行介绍，使读者能对痛风有比较系统的了解，如痛风性关节炎的临床症状、检查、治疗，痛风性肾脏损害的三种表现形式、检查手段及治疗方法，痛风分期和各期的治疗，使患者了解痛风的危险因素并学会很好地控制。

作者是一名医生，也是一位母亲。本书节选了作者的部分笔记，作为引导和说明，期待人们会在一颗温暖、善良母亲的爱心引导下，了解疾病，战胜疾病，拥有健康。

高 珊

目　录

第一篇

没有风的空气

这些天一直都很忙，忙到极致！

白天咖啡喝得太多了，夜来临了还没有睡意。抬头望见孩子儿时的照片，不知不觉回到 9 年前在 SARS 病房的那段日子。回忆起当年蓝紫色紫外光映照下的走廊里那没有风的空气！那空气的特别味道留在了我记忆深处！

今天，有个家长带孩子来看病，父子俩都患有同样的病症——高尿酸血症。父子俩都一样的心宽体胖、和蔼可亲。尤其是那个小绅士很让我喜爱。圆圆的脸蛋儿，浓眉大眼，很帅气，很睿智。看着他仿佛看见我的宝贝长大的样子。很喜欢！很喜欢！

前两天，学校请家长给孩子写封信，在家长会时交给各自的孩子读。我在信里告诉他：他是妈妈人生最大的期待！是妈妈生命里的阳光！

我给父子俩开了化验单：血生化、血尿酸和 24 小时尿尿酸测定，血、尿常规，还有肾脏 B 超检查单。约他们下周来复诊。

知识导航

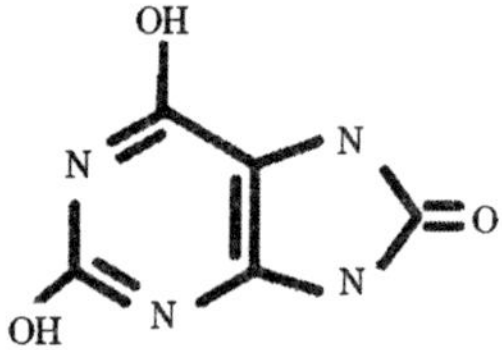

尿酸

uric acid

$C_5H_4N_4O_3$

1. 什么是尿酸

尿酸是嘌呤分解代谢的最终产物。

核酸是一种高分子化合物，核酸是由无数的核苷酸组成。每一个核苷酸都由三部分组成，一个磷酸分子、一个戊糖和一个碱基（嘌呤或嘧啶）。生物细胞核中的遗传物质脱氧核糖核酸（DNA）和细胞质中核糖核酸（RNA）由几十万、几百万甚至几千万个核苷酸组成。反过来当核酸氧化分解后的产物之一就是嘌呤，所以说嘌呤是细胞的组成成分。体内的老旧细胞，还有食物，尤其是富含嘌呤的食物（如动物内脏、海鲜等）在体内新陈代谢过程中，其核酸氧化分解产物就有嘌呤（这种内源性的嘌呤占总嘌呤的 80%）。体内产生嘌呤后，会在肝脏中再次氧化为（2，6，8-三氧嘌呤）又称为尿酸。2/3 尿酸经肾脏随尿液排出体外，1/3 通过粪便和汗液排出。可见，嘌呤是核酸的氧化分解的代谢产物，而尿酸是嘌呤的代谢最终产物，其中的嘌呤环没有解开。

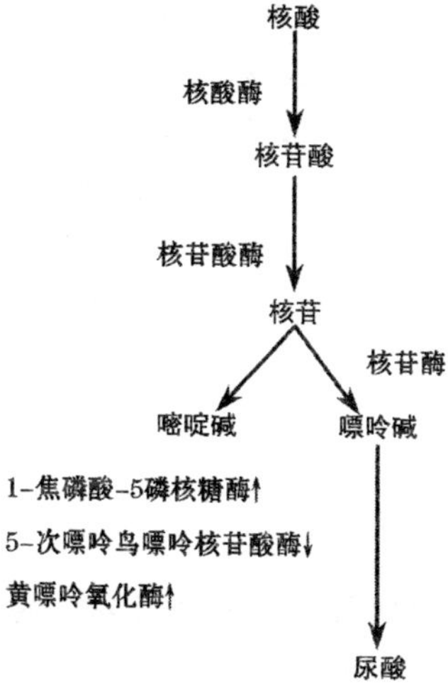

内源性嘌呤尿酸生成过程

2. 嘌呤与血尿酸有什么关系

嘌呤广泛存在于动、植物的组织细胞中，是机体各种细胞核酸，即脱氧核糖核酸、核糖核酸的重要组成成分，嘌呤的分子量比尿酸大，当嘌呤被分解之后，就会演变成为分子量较小的尿酸，因此说尿酸是嘌呤分解的最终产物。

人体的尿酸有两个来源，一是由体内核酸的分解代谢产生，即核酸不断被分解，生成嘌呤，嘌呤再分解代谢，生成尿酸。通过这个途径产生的尿酸为“内源性尿酸”。体内尿酸的另一个来源是食物，一些食物中含有丰富的核蛋白。食物中的核酸多以核蛋白的形式存在，核蛋白在胃中受胃酸的作用分解为核酸与蛋白质。核酸进入小肠后被水解成单核苷酸，然后再进一步水解成核苷酸，核苷酸和核酸均可以被肠道吸收，它们被吸收后在肠黏膜细胞内又进一步被水解成为嘌呤或者嘧啶。嘌呤则被氧化生成尿酸，通过这条途径生成的尿酸称为“外源性尿酸”。

不论是内源性或者外源性的尿酸，它的前身都是嘌呤，因此嘌呤与血尿酸之间存在明确的相互关系。

3. 尿酸的排泄

正常人体内尿酸池平均为 1 200 毫克，每天产生 750 毫克，排出 500～1 000 毫克。约 2/3 经肾脏排泄，其余 1/3 在肠道分解排出。人体的尿酸主要是以游离尿酸盐形式通过肾小球滤出（几乎100%）、近端肾小管重吸收和肾小管分泌和再吸收来实现。总排泄量占滤过的 6%～10%。排出量与尿酸盐在尿中的溶解度有直接关系，在酸性环境中尿酸盐的溶解度下降，如尿 pH 值 5.0 时游离尿酸仅 15%，尿 pH 值 6.6 时几乎所有的尿酸均处于游离状态。所以患者多饮水，保持尿量及碱化尿液对增加尿酸溶解度、防止肾结石及痛风性肾病有重要意义。

4. 高尿酸血症的诊断标准

健康人血液循环中的尿酸几乎全部以尿酸盐形式存在，且参考值波动范围较小，我国流行病学的资料显示：男性血尿酸平均值为 351.1 微摩尔/升（5.9

毫克/分升),女性为 273.7 微摩尔/升(4.6 毫克/分升)。人群平均尿酸水平随经济社会发展和生活方式变化有逐渐升高趋势。通常将正常嘌呤饮食状态下,非同日两次空腹血尿酸水平男性＞416.5 微摩尔/升(7.0 毫克/分升)、女性＞357.0 微摩尔/升(6.0 毫克/分升)定义为高尿酸血症。女性通常在停经后尿酸才逐渐上升,并接近男性的数值。儿童的参考值较低,为 180～300 微摩尔/升(3～5 毫克/分升)。

5. 高尿酸血症的患病率

高尿酸血症是指血液中的尿酸浓度超出正常范围的一种机体状态。近年来,随着人民生活水平的提高和饮食结构的改变,我国高尿酸血症患病率有非常明显的上升趋势。2009 年,上海地区高尿酸血症患病率为 10.0%,其中男性为 11.1%,女性为 9.4%;北京市 1 120 例受试者高尿酸血症患病率为 17.86%,其中男性为 25.74%,女性为 10.52%;广州地区患病率居全国首位,男性 27.9%,女性 12.4%,总患病率高达 21.81%。高尿酸血症与心血管疾病、慢性肾病、代谢综合征等相关,是严重危害人类健康的一种代谢性疾病,是一个亟待解决的公共健康问题。

6. 高尿酸血症需要做哪些检查

由于痛风患者常同时并发有其他代谢异常性疾病,如糖尿病、高脂血症、高血压及动脉硬化等,所以

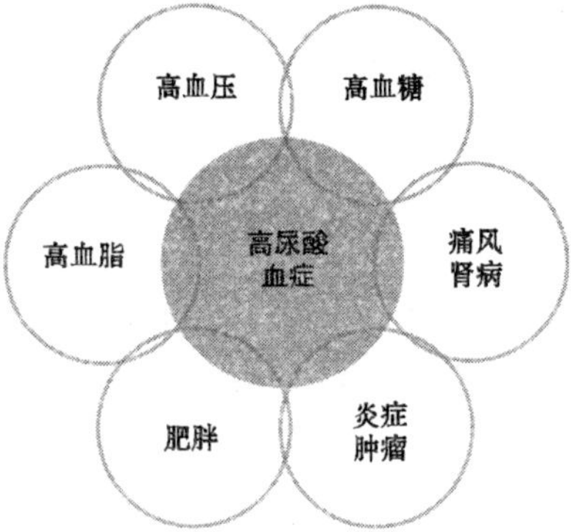

高尿酸血症与其他疾病的关系图

对每个痛风患者，均有必要做下列实验室检查：

(1)血脂检查：包括血胆固醇、甘油三酯，高密度脂蛋白、低密度脂蛋白和极低密度脂蛋白等，有条件者尚可做载脂蛋白测定。

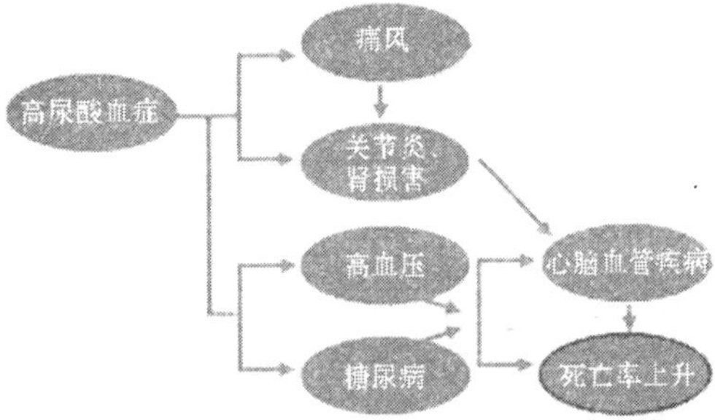

(2)血糖：应做空腹血糖及餐后 2 小时血糖测定；必要时进行葡萄糖耐量试验，以早期发现葡萄糖代谢紊乱和隐性糖尿病。

(3)肝肾功能检查：以确立有无痛风性肾病及肝

脏病变。

(4)心血管及脑血管功能检查:可做心电图、超声心动图、心功能测定、脑血流图等常规检查,必要时行头颅 CT 或冠状动脉造影术,以观察有无冠心病、脑动脉硬化等病变。此外,眼底检查,观察有无眼底视网膜动脉硬化,亦可作为发现动脉硬化的简便方法之一。

(5)关节 X 线摄片:对有痛风性关节炎发作的患者,应做关节 X 线摄片。以了解关节病变的程度,并为痛风的诊断提供间接证据。

(6)泌尿系统 X 线造影检查:可早期发现肾、输尿管及膀胱结石,并可观察双肾功能状态及肾盂、输尿管外形,以确立有无肾盂积水、梗阻等。由于尿酸结石可被 X 线透过,故大多数痛风患者仅做腹部 X 线平片检查是不能发现结石影的,还必须做静脉肾盂造影检查。如果普通腹部 X 线平片已能发现结石,则表明该痛风结石除含有尿酸盐外,尚混有磷酸钙或草酸钙之类,是混合性结石。

(7)穿刺检查或活检:痛风患者如果在手、足、耳郭及关节周围或身体其他部位出现皮下结节时,均应常规做穿刺检查或活检,以发现其中是否含有尿酸盐结晶,这对明确诊断十分有价值。此外,B 超及 CT 检查,对泌尿系结石的诊断也有价值。如患者不能耐受静脉肾盂造影检查,则可选择 B 超或 CT 检查。

7. 血尿酸增高就是痛风吗

高尿酸血症的患者中只有 5%～12%会得痛风，不少高尿酸血症可以持续终身而不出现症状，称为无症状高尿酸血症，只有在发生关节炎、痛风石形成，以及关节和肾脏改变时才称为痛风，因此尿酸过高并不等于痛风。大多数的高尿酸血症可以持续终身而不出现症状，但是血尿酸水平越高、持续时间越长，发生痛风和尿路结石的机会就越多。所以说，高尿酸血症是痛风的重要生化基础。

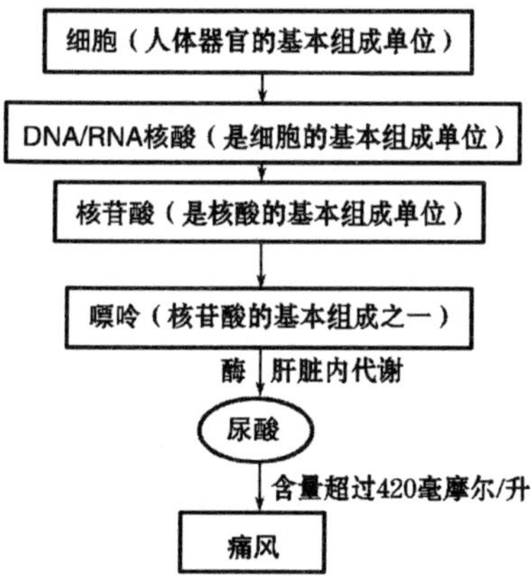

痛风的形成

第二篇

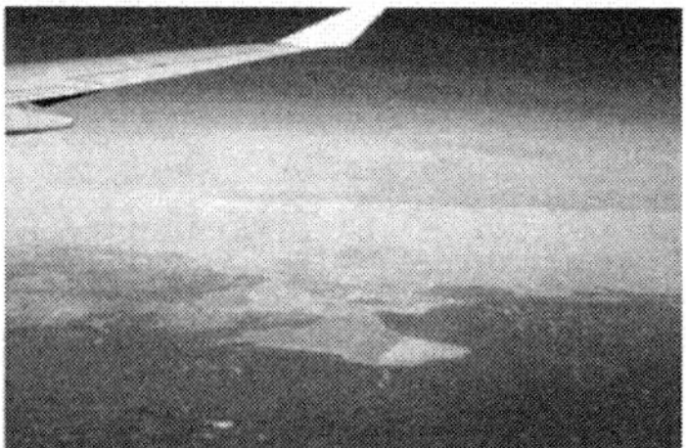

一路向南

在书店里买了一本书：一路向南。很喜欢那样潇洒的态度：带上风衣一路向南，远行到天尽头！

那对父子来复诊了。爸爸的问题比较多：痛风、痛风性肾石病、脂代谢紊乱、脂肪肝及肝功能异常。

小绅士只是高尿酸血症，但体重也是超重。

我问及他们的生活，和很多家庭是一致的：爸爸是外企高管，业务繁忙，几乎每晚都在忙于商务宴请。高强度的工作、高脂及高能量饮食加上经常大量饮酒，很少的运动和放松，很少的睡眠和休息。孩子在名校，喜欢读书和物理，喜欢写散文和辩论，不太喜欢运动。妈妈很忙碌！没太多时间做家务，晚饭也经常是快餐。

和很多人相似，和很多孩子的生活重叠。

我推荐给他们读那本书，期待他们明白：改变是必须的！改变要靠自己！一切皆有可能！

知识导航

8. 什么是痛风

痛风是由于嘌呤代谢紊乱，尿酸生成过多，或排泄减少，造成血尿酸水平增高，尿酸结晶盐在体内沉积所致的一组异质性疾病。

9. 痛风的病因是什么

痛风的发生与多种因素有关，归纳起来可有以下几个方面：

(1)遗传：痛风是一种多基因遗传病，具有一定的家族遗传倾向，其发病相关基因主要存在于嘌呤代谢相关的酶和尿酸盐转运蛋白之中。因此，从遗传学角度可认为，痛风患者的后代患痛风的几率会高于非痛风患者的后代；近亲结婚不利于预防痛风，其后代患痛风的几率会增加。美国报道6%～22%的痛风患者有家族史，国内的报道有家族史的患者也达5.6%～13.6%。

(2)行为与生活方式：与痛风相关的不健康行为与生活方式主要涉及5方面，长期摄食高嘌呤、高蛋白和高脂类食品；长期大量饮酒；缺少运动或体力活动；经常心理应激；不注重健康查体和养生保健。

(3)药物：噻嗪类利尿药、阿司匹林、β-内酰胺类抗生素等，可干扰尿酸从肾脏排泄，从而导致高尿酸血症、痛风的发生。

(4)其他因素：如性别，男性更容易发生痛风；年龄在 40～50 岁是痛风的高发年龄；此外，经济发达地区和沿海地区的居民、久居寒冷之地、工作紧张、压力过大等，都可导致痛风发病。

10. 痛风都是吃出来的吗

体内尿酸的增加，可见于以下一些情况

(1)外源性吸收增多，即摄入富含嘌呤的食物增多，食物等外源性的嘌呤占嘌呤含量的 20%。

(2)内源性生物合成增加，包括促进尿酸合成酶的活性增强，抑制尿酸合成酶的活性减弱，导致尿酸生成过多。

(3)排出减少，即由肾脏经尿排出减少和由胆汁、胃肠分泌后，肠道细胞分解减少。

(4)体内代谢减少，即尿酸内源性破坏减少。

(5)上述综合因素或不同因素的组合。由此可见，痛风并非完全是吃出来的。

事实上，痛风的发生是有多种原因的，它可以分为原发和继发两大类。原发性者遗传占很大比重，继发性者常是很多疾病最后的结果。

尽管痛风并非都是吃出来的，但是饮食是痛风发病的一个非常重要的因素。不加节制的暴食富含嘌呤的食物，尤其同时大量饮酒使血尿酸水平显著升高，可诱发急性痛风。临床上，常见到佳节、喜庆美酒佳肴后，出现发作性的关节肿痛。这些食物包括：①动物内脏，如肝、肾、脑、肠。②某些海鲜、鱼虾类，如鳀鱼、沙丁鱼、虾和蟹。③过多的肉类，特别是牛、羊肉。④过多的豆类(豆腐、豆奶和豆浆除外)、蘑菇、花椰菜。这些食物当中富含嘌呤物质，嘌呤过多了，会引起痛风发作。

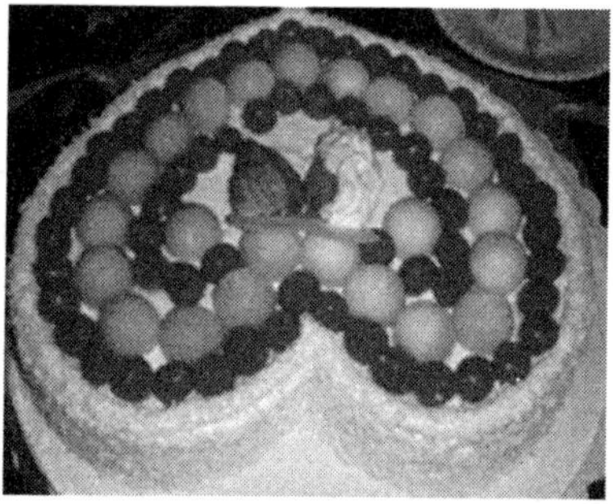

第三篇

思念如潮

母亲节快到了，我的思念如期而至！

12 岁就离开了家，离开了想念的爸爸妈妈。一直在外求学、工作、成家。想家的感觉一直在我心里面。

15 年前，有了我的宝贝、我家的宝贝。与日俱增的思乡情结缠绕着我，我越来越淡泊。

那孩子的母亲来了，好一个干练的精英！

我在她锐利目光里沉静地叙述父子俩的病情，努力解释痛风和高尿酸血症的成因及影响因素，努力用最简洁的语言使她明白：她是改变的第一要素！

知识导航

11. 痛风的患病率

痛风以中老年男性患者居多，40 岁以后就逐步进入疾病的高发年龄阶段。

在不同种族人群之间的高尿酸血症与痛风的患病水平差异较大，但随着人们饮食结构的改变及人均寿命的延长，高尿酸血症和痛风的患病率呈逐渐升高的趋势。人种不同在患病率上也有明显影响。例如，欧美地区高尿酸血症的患病率为 2%～18%，痛风的患病率为 0.2%～1.7%。在新西兰的毛利人中高尿酸血症患者男性达 27.1%，女性达 26.6%，而痛风患病率则达到 6.4%。我国普通人群中高尿酸血症患病率约为 10%，痛风患病率约为 0.84%。其中 2005 年山东沿海地区的痛风患病率为 1.14%，而 2006 年山东青岛市南区和城阳区的痛风患病率分别为 6.2%、2.3%。

12. 为什么会患痛风

痛风的发生主要与高尿酸血症有关，尿酸在体液中溶解度极低，其结晶易在组织内沉积而发展为痛风，其他动物体内有尿酸分解酶，可以将尿酸进一步分解为水溶性的尿囊素从尿液排出体外，而人类因缺乏尿酸分解酶，故易患痛风。

第四篇

我的孩子，我的心肝

女人一生会有很多个关键时刻，青春发育、妊娠分娩、适时绝经。

父母担心，自己也时而忧虑着。也难怪，现今有大约1/5的育龄成人为生育发愁。

毕业两年后，决定要孩子。虽然身为医生，也还是很担心。10个月的时间真的是很长，日日期盼，也时常担心。直到那一刻他响亮地哭出来，被抱到我眼前，才大松一口气！

母亲的心是伟大的！

知识导航

13. 痛风会不会遗传

一般来说，痛风是后天形成的疾病，不会遗传给下一代。但是，也有一些痛风具备遗传性。真正属先天性遗传引发的内源性痛风很少，到目前为止，只有两种痛风是先天性遗传的。

可遗传的痛风主要有两种：

一种是因为黄嘌呤-鸟嘌呤核苷酸转移酶缺乏，造成次黄嘌呤生成次黄嘌呤核苷酸减少，合成黄嘌呤、尿酸量增多引起的痛风，称雷-奈综合征。

另一种是5-磷酸核糖-焦磷酸合成酶活性增强，5-磷酸核糖-焦磷酸和谷氨酰胺合成次黄嘌呤核苷酸增多，进一步增加合成尿酸而引发的痛风。

多数学者认为，这两种酶异常引起的遗传性痛风，可能仅占痛风病例的1%～2%。多数文献中所说的痛风遗传倾向、有家族史和近亲患痛风的提法，只是痛风遗传的表现形式，与先天性遗传因素无直接关系。即便是嘌呤代谢过程中所致的尿酸合成过多引发的痛风，也多是后天获得因素引起的。

即便是黄嘌呤-鸟嘌呤核苷酸转移酶缺乏的痛风患者，也不是该酶完全缺失，大部分患者仍有一定量的酶和酶的部分活性。所以患者症状轻微，有的仅出现痛风关节炎和肾结石；出现自残症、舞蹈症、智力不全等症状者罕见。

14. 妊娠与痛风发病的关系

在妊娠时，特别是妊娠早期，由于肾上腺皮质激素分泌相应增加，有抗炎症作用，故关节炎的发生率亦较低。所以妊娠妇女诊断痛风须慎重，诊断时应考虑继发性痛风。然而，也有人报道妊娠期发生原发性痛风的个案。

第五篇

孩子是落入凡间的精灵

今天，那位高尿酸血症的小患者和他妈妈一起来复诊。他妈妈那标致严肃的面庞像是变了脸一般：极其的温和柔美！一坐下来就下意识地牵着她孩子的手，俯身紧盯着我的脸，仿佛可以读出所有的答案来。同为人母的我太理解她的心情，给了她一份门诊健康处方，讲解了痛风与高尿酸血症的关系。

知识导航

15. 高尿酸血症是如何形成的

人体内的尿酸分为由体内嘌呤物质分解而来的内源性尿酸，以及由富含嘌呤的食物分解成的外源性尿酸，两者共同构成血液中尿酸的来源。尿酸主要通过肾脏从尿中排出。尿酸的产生与排出处于一种动态平衡，使血尿酸水平保持在相对恒定的水平范围。高尿酸血症产生的原因可能是尿酸产生过多，排泄减少，或者两者同时作用。

（1）尿酸的排泄减少：尿酸是人类嘌呤代谢的最终产物。正常人体内尿酸池平均为 1 200 毫克，每天可产生并排出尿酸约 750 毫克，其中 1/3 分泌入肠道后被细菌分解，由肠道排出，特别是发生肾衰竭后，此排泄途径成为机体的重要二线防御；2/3 由肾脏排泄，大部分是以游离尿酸盐形式随尿排出，小部分由白细胞内的过氧化酶降解为尿囊素和二氧化碳排出体外。因此，痛风患者血尿酸水平增高的原发机制是嘌呤合成代谢增高和（或）尿酸排泄减少。

尿酸在体液中的溶解性较低。pH 值 7.4 时，尿酸最高溶解度是 380 微摩尔/升（6.4 毫克/分升）高浓度会形成过饱和状态，以尿酸盐的形式沉积在关节软骨、滑膜和其他组织，因为这些组织中血管较少，组织液 pH 值较低，基质中含黏多糖和结缔组织较丰富，使尿酸盐容易沉积，微结晶引起非特异性炎症反应，造成关节软骨的溶解和软组织的损伤。

肾脏排泄尿酸通过肾小球滤过(95%左右)、近端肾小管回吸收和分泌、集合管回吸收来完成，总排泄量占滤过的6%～10%。尿酸盐在尿中的溶解度与尿液的pH值有直接关系。当pH值5.0时，游离尿酸仅15%，pH值6.6时，几乎全部尿酸均处于游离状态。因此，患者多饮水，维持一定的尿量和尿pH值对减低血尿酸和防止尿酸性肾病有实际意义。

另外，由于大量饮酒，酒精的代谢可使血乳酸浓度增高，从而抑制肾脏对尿酸的排泄。如果血乳酸高达2.2～2.8毫摩尔/升(20～25毫克/分升)，并持续一定时间，肾脏对尿酸的排泄会明显减少。

(2)尿酸的生成增加：如果限制嘌呤饮食5天后，每日尿酸排出量超过3 570微摩尔/升(600毫克/分升)，可认为尿酸生成增多。痛风患者中因尿酸生成增多所致者仅占10%。高嘌呤饮食可使血尿酸浓度升高，甚至达到相当于痛风患者的水平。对高尿酸血症的发生，内源性代谢紊乱较外源性因素更为重要。人体尿酸有两个来源，从富含核蛋白的食物核苷酸中分解而来的属外源性，约占体内尿酸的20%；由体内氨基酸、磷酸核糖及其他小分子化合物合成及核酸分解而来的为内源性，约占体内总尿酸的80%。高蛋白饮食和酗酒可增加尿酸合成。乙醇能促进腺嘌呤核苷酸转化而使尿酸增多。饥饿可使血浆乙酰乙酸和β-羟丁酸水平增加而导致高尿酸血症。如果有饥饿、摄入大量乙醇和高嘌呤、高蛋白饮食，可引起血尿酸水平迅速增高，造成痛风发作。

(3)酶的缺陷是导致尿酸生成增多的原因:可能的缺陷有:1-焦磷酸-5-磷酸核糖(PRPP)合成酶活性增高,使PRPP的量增加;磷酸核糖焦磷酸酰胺移换酶的浓度和活性增高;次黄嘌呤-鸟嘌呤磷酸核糖转移酶部分缺乏;黄嘌呤氧化酶活性增加等。这些缺陷为多基因性遗传。

在一些人中,由于存在遗传缺陷或某些疾病,就会使尿酸生成大量增多,或因肾脏疾病导致尿酸排出减少,或者在短期内进食了大量富含嘌呤的食物,超过机体的尿酸的代谢和清除能力,尿酸就会在血液中堆积起来,引起高尿酸血症。

16. 为什么肥胖者容易患痛风

痛风多见于肥胖者,体重超过标准体重的20%就称为肥胖症。肥胖既是痛风发病的危险因素,又是痛风发展的促进因素。肥胖者大多饮食超量,嘌呤的摄入自然增加,而且肥胖者的内脏性脂肪蓄积、胰岛素抵抗和多种脂肪因子的分泌等,多种危险因子参与了高尿酸血症的形成。肥胖患者的饮食增加

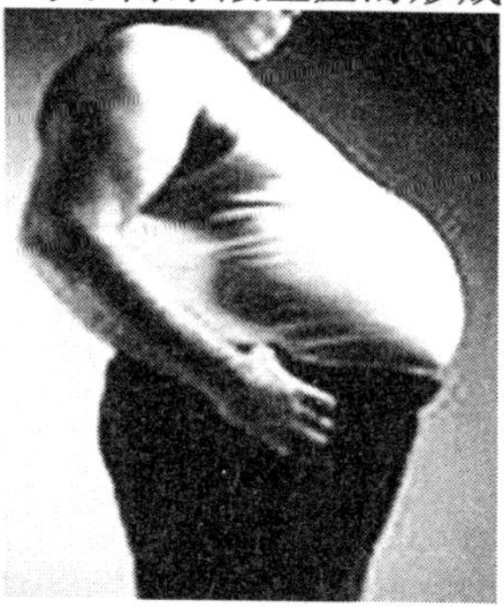

和生活习惯的改变,可以增加新陈代谢中核酸总量,通过嘌呤的代谢,从而导致尿酸合成增加。再者,内脏脂肪的蓄积作用参与了尿酸水平的增加。

肥胖也会阻碍肾脏尿酸的排泄，血清尿酸盐含量也随着人体表面积的增加而升高，从而引起痛风。肥胖的人脂肪细胞因子分泌增加，大多数脂肪细胞因子通过影响胰岛素对葡萄糖及脂肪的代谢作用，进而引起胰岛素抵抗，最终导致尿酸的生成和肾小管对尿酸的重吸收增加，造成高尿酸血症。若痛风伴有肥胖还可影响药物效果，降低药物敏感性。如果控制饮食，减轻体重，高尿酸血症也会有不同程度的改善，因此痛风与肥胖有着密切的关系。

17. 痛风与代谢综合征

代谢综合征代表着一系列心血管疾病危险因子的聚集状态，包括中心性肥胖、致动脉粥样硬化的血脂异常，血压、血糖、致炎性因子和致凝血因子水平升高等。高尿酸血症与代谢综合征的多种组分（高血压、肥胖、脂代谢异常、糖耐量异常及高胰岛素血症）等密切相关。高尿酸水平作用于血管组织、胰岛和胰岛素靶体等引起血管平滑肌细胞内活性氧的高表达、肾素血管紧张素系统的激活，以及炎症因子的释放，进而导致血管重塑、内皮细胞功能损伤及胰岛素敏感性降低等，是引起高血压、冠心病、胰岛素抵抗和糖、脂代谢异常等一系列相关代谢性疾病的内在机制。

高尿酸血症和高血压可能的关联机制：

（1）高尿酸血症造成的肾损伤导致继发性高血压：高尿酸血症损伤了输入小动脉的自动调节应答功能，导致肾小球血管的高血压。肾灌注不足导致的肾脏微血管和管状空隙的损伤，被认为是尿酸导致高血压的关键因素。

(2)促血管平滑肌细胞增殖：体外试验已证明，尿酸能刺激血管平滑肌细胞增殖，而且这种作用与肾素血管紧张素系统及血小板生长因子有关。

(3)促炎作用：可溶性的尿酸是前炎性递质，可以浓度和时间依赖的增加，炎症递质的表达，导致血管重塑。

(4)促氧化作用：不同浓度尿酸对脂质过氧化代谢表现为双向效应，正常浓度可降低氧化压力，高尿酸则可增加血管平滑肌细胞内活性氧的产生。

(5)激活肾素血管紧张素：肾素血管紧张素系统的激活参与了高尿酸导致高血压的病理生理作用。此外，高尿酸水平引起的内皮细胞功能损伤也与高血压的发病有关。

高血压病伴高尿酸血症的发病机制，目前尚未完全阐明，可能与以下两方面有关。一方面，通过长期服用利尿药和血乳酸水平增高引起尿酸的升高，部分高血压患者，在长期使用噻嗪类利尿药后造成血容量减少，使尿酸重吸收增加引起高尿酸血症。另一方面，高血压不但引起大血管病变，而且造成微血管损害，微血管病变导致组织缺氧，使血乳酸水平增高，以致尿酸盐在肾小管分泌，尿酸潴留导致高尿酸血症。由于尿酸的升高，尿酸结晶对小动脉内膜的损害，加重高血压，造成恶性循环，高尿酸血症和高血压互为影响，互相促进。因此，合并高血压的痛风患者不宜使用抑制尿酸排泄的利尿药降压。

高尿酸血症与动脉粥样硬化和冠心病密切相关。高尿酸能够引起血管内皮细胞功能损伤，从而诱发冠心病。

多篇研究报道，高尿酸血症与胰岛素抵抗存在正相关，尿酸可降低胰岛素的敏感性。

高尿酸血症与高血糖相关，目前，已知在2型糖尿病、肥胖、高血压等患者中3-磷酸甘油醛脱氢酶活性下降，结果导致尿酸和甘油三酯的合成增加，产生高尿酸血症和高甘油三酯血症，同时因糖酵解过程受抑，也是导致高血糖的一个因素。有资料显示，高尿酸血症与高血糖密切相关，许多调查均发现高尿酸血症患者常并发糖尿病，其机制可能是过高的血尿酸损害了胰岛B细胞而诱发糖尿病，有报道高尿酸血症是2型糖尿病的危险因素。

高尿酸血症与血脂增高的主要机制为脂质代谢异常，高尿酸血症与肥胖密切相关，因其摄入能量增加，嘌呤合成增加，使尿酸生成增加；进食过多，消耗少，造成过多的脂肪贮存，每当劳累、饥饿时，动用存积的脂肪来产生能量供机体活动的需要，此时脂肪分解产生的酮体阻碍血尿酸的排泄，间接使血尿酸水平增高；同时游离的脂肪酸代谢诱导代谢综合征转变为副产物，降低尿酸的排泄，使血尿酸增高。

18. 饮酒会诱发痛风吗

饮酒容易引发痛风，而且饮酒的同时通常会进食高蛋白、高脂肪、高嘌呤食物，导致血尿酸水平增高。每日摄入酒精10～14.9克，痛风的风险增加

32%，摄入酒精15～29.9克，风险增加96%，摄入大于50克，风险增加153%。酒类因成分不同而对血尿酸作用不同，啤酒含大量易吸收的鸟嘌呤，故升高血尿酸的作用大于烈性酒和中度酒。酒中非酒精成分也可能抵消酒精的作用，而减轻对尿酸的影响。啤酒中含有大量鸟嘌呤，为尿酸合成提供了大量原料。乙醇能促进腺嘌呤核苷转化，增加尿酸合成；乙醇代谢可以使血乳酸浓度升高，乳酸可以抑制肾脏对尿酸的排泄；过度饮酒造成血酮症，抑制肾脏对尿酸的排泄。一瓶啤酒可使尿酸升高1倍，每天喝啤酒1千克以上的人，痛风发病危险是不喝啤酒者的2.5倍；每天喝烈性酒两杯(酒精含量15克)以上的人，患痛风的危险是常人的1.6倍；饮用像威士忌类含铅的酒，使痛风发病的危险性增加了3倍；但是适量喝红酒就没有什么影响。

19. 爱吃火锅者谨防痛风

火锅是中国人最喜爱的饮食之一，吃火锅时往往会大量进食嘌呤含量高的动物内脏、骨髓、牛羊肉、海鲜、虾蟹、贝类、豆制品，涮一次火锅比一顿正餐摄入嘌呤高10倍，吃火锅易导致痛风发作。也有人错误地认为只喝汤不吃肉就没事，其实，肉汤内所含的嘌呤物质比正常饮食要高出30倍，易导致体内嘌呤代谢产物尿酸升高，喝酒又易使体内乳酸堆积，抑制尿酸的排出。因此，吃火锅时嘌呤的摄入量肯定比平时吃饭要高，而且很多家庭喜欢边吃火锅边喝啤酒，更是雪上加霜。

但是并不是说火锅就不能吃了，这要视情况而定。尿酸高的患者最好不要吃海鲜、贝类、豆制品、肉类等“高嘌呤火锅”，可选择一些青菜、淡水鱼等比较清淡的火锅料。但已有痛风且处于急性发作期，例如，关节正处于红、肿、热、痛或肾石症病人最好不吃；有痛风家族遗传史、肥胖、高血糖的人也应少吃。

20. 你离痛风有多远

痛风的高发人群包括：

(1)男性：男性比女性更容易患痛风，男女发病比例为 20∶1。

(2)年龄：年龄大比年龄小易患痛风，发病年龄 45 岁左右。

(3)体重因素：肥胖的中年男性易患痛风。

(4)职业因素：企事业干部、教师、私营企业主等社会应酬较多和脑力劳动者易患痛风。

(5)饮食因素：进食高嘌呤饮食过多的人易患痛风，贪食肉类的人比素食的人易患痛风。

(6)饮酒因素：酗酒的人较不饮酒的人易患痛风。

(7)有家族痛风遗传史的人易患痛风。

(8)有高血压、高血脂、糖尿病的人易患痛风。

(9)有红细胞增多症、银屑病、肿瘤及肿瘤化疗的人，容易患痛风。

第六篇

如果有来生

查房的时候，急诊请求急会诊。二线回来汇报一个病例：54 岁，男性，急性意识丧失 2 小时来诊。诊断：急性肾衰竭、痛风、间质性肾炎。

我下午出门诊很认真地给那个父亲评估了肾功能。

如果有来生，我们会如何选择我们的生活？

知识导航

21. 痛风有什么危害

高尿酸血症的患者中只有5%～12%会得痛风,不少高尿酸血症可以持续终身而不出现症状,称为无症状高尿酸血症,只有在发生关节炎、痛风石形成,以及关节和肾脏改变时才称为痛风,因此尿酸过高并不等于痛风。大多数高尿酸血症可以持续终身而不出现症状,但是血尿酸水平越高、持续时间越长,发生痛风和尿路结石的机会就越多。

痛风意味着尿酸盐结晶沉积所致的反应性关节炎和(或)痛风石疾病,其发生是尿酸在体液中处于过饱和状态。血尿酸的正常范围有一定跨度,一般导致过饱和的血尿酸浓度均超过416.2微摩尔/升。有研究对2 046名健康男性进行15年的血清尿酸随访测定,发现痛风性关节炎5年的累积发病:在血尿酸＜475微摩尔/升的人群中为2.0%,在535～595微摩尔/升的人群中为19.8%,＞595微摩尔/升的人群中为30%。还有一些因素影响尿酸的溶解度,如雌激素、温度、酸碱度等可调节尿酸溶解度。血清尿酸浓度随年龄而升高,又有性别差异,性成熟后男性高于女性约1毫克,至女性绝经期后两者又趋接近,因此男性在发育年龄后即可发生高尿酸血症,而女性往往发生于绝经期后。痛风的发病年龄男性以40岁左右达最高峰,女性则在更年期后。

男性血尿酸值超过420微摩尔/升以上,女性超过 357 微摩尔/升以上时，称为相对性高尿酸血症。高尿酸血症的发病率因种族和地区不同而有差异，痛风的发病率则远低于高尿酸血症。血中尿酸的增高，可以帮助痛风的诊断。但应注意到影响血尿酸增高的其他因素，如进食高能量、高嘌呤饮食，饥饿及饮酒，应用噻嗪类及氨苯蝶啶等利尿药，小量阿司匹林药物等，都能使血中尿酸增高，故不能仅因一次血尿酸值增高就诊断痛风。

无症状性高尿酸血症，这种情况在痛风出现以前可以长期持续存在。有部分患者在痛风急性发作时，可能由于应激反应，内源性激素使尿酸由尿排出增多，从而使血尿酸值在正常范围内，反而在急性发作缓解后才出现血尿酸值增高。所以血尿酸水平应结合患者的症状、体征、X 线检查、关节滑液检查尿酸盐结晶等综合分析，才能作出是否痛风的诊断。

痛风对健康的危害主要表现在以下几个方面：

(1)足趾的痛风石可影响行走：如果痛风石破溃，将使患者痛苦不堪；若破溃处继发细菌感染及踝关节部位感染，则局部会发生溃烂化脓，甚至可能发生败血症或脓毒血症。

(2)对肾脏的损害：大约 20%的痛风患者可发生肾内痛风结石，系由于尿酸在肾脏实质内沉积而成。高尿酸血症单独存在时一般不会出现肾功能不全，但当伴有高血压、动脉硬化、糖尿病、高脂血症时可出现进行性氮质血症。极少数患者可因痛风急性发作，血尿酸急剧升高而在短期内发生急性肾衰竭，痛风性肾病是痛风患者死亡的主要原因之一。

(3)骨骼损伤：极少数痛风患者可引起全身性骨质疏松和骨折。

(4)合并其他疾病：痛风患者可同时患有肥胖、高脂血症、糖尿病等代谢异常疾病，易患胆囊炎、胆石症。痛风患者合并冠心病的发生率约为非痛风患者的2倍。因为尿酸盐可直接沉积于动脉血管壁，损伤动脉内膜，刺激血管内皮细胞增生，诱发血脂在动脉管壁沉积而引起动脉粥样硬化。

22. 痛风的临床特点

痛风的临床表现具有典型的特征，一般病人比较容易诊断。痛风的临床特点有：高尿酸血症而引起的痛风性急性关节炎反复发作、痛风石沉积、痛风石性慢性关节炎和关节畸形，常常累及肾脏引起慢性间质性肾炎和形成尿酸性肾结石。

多发人体最低部位的关节剧烈疼痛。

40岁以上的男性多发(占95%)，女性一般绝经后常见。

一般发作部位为脚大拇趾关节、踝关节、膝关节等。长期痛风患者也可发作于手指关节，甚至耳廓含软骨组织部位。

急性痛风发作部位出现红、肿、热、疼痛剧烈，一般多于子夜发作，可使人从睡眠中惊醒。痛风初期发作多见于下肢。

痛风可引起肾脏损害，据统计，痛风患者20%～30%有尿酸性肾病，而经尸检证实，有肾脏病变者几乎为100%，包括痛风性肾病、急性梗死性肾病和尿路结石。

23. 急性痛风性关节炎的临床表现

该病起病急骤，多数患者在半夜突感关节剧痛。好发于下肢关节，数小时内症状发展至高峰，关节及周围软组织出现明显的红肿热痛，疼痛剧烈。早期

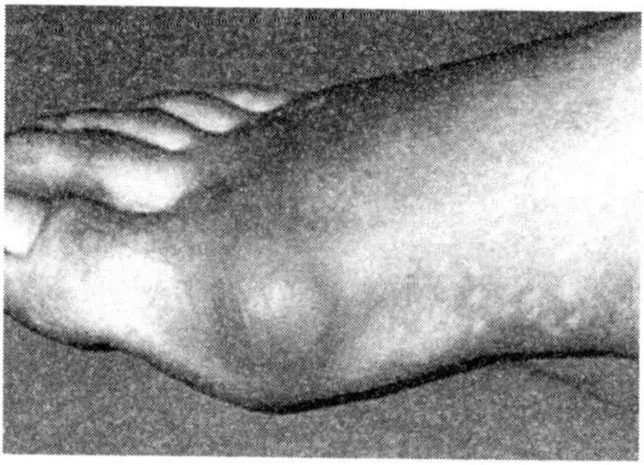

表现为单关节炎，以第一跖趾关节及拇趾关节为多见，其次为踝、手、腕、膝、肘及足部其他关节。若病情反复发作，可发展为多关节炎，受累关节红、肿、热、痛及活动受限，大关节受累时常有渗液。伴有发热，体温可达 38℃～39℃，有时出现寒战、怠倦、厌食、头痛等症状。历时 1～2 周症状可缓解，关节炎消退，活动恢复，局部皮肤由红肿转为棕红色而逐渐恢复，有时可出现脱屑和瘙痒，为本病特有的症状。间歇期可数月或数年，有的人终身仅发作一次，但多数人在一年内复发，每年发作一次或数次。急性炎症反复发作可导致关节僵直、畸形。诱发因素有饮酒、湿冷、疲劳、外伤手术及感染。

24. 痛风石——痛风的标志

痛风石又称痛风结节，是痛风的特征性损害。痛风石是人体尿酸过度升高，超过其饱和度而在身体某部位析出的白色晶体。最常见于耳轮，亦多见于拇趾的第一跖趾关节、指、腕、肘及膝关节等处，少

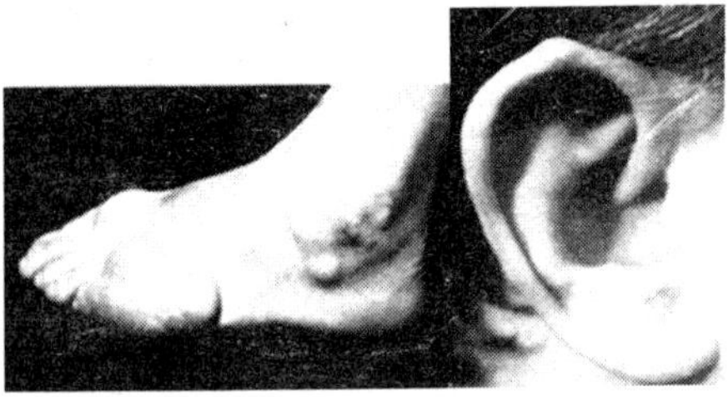

痛 风 石

数人可出现在鼻软骨、舌、声带、眼睑、主动脉、心瓣膜和心肌。未经治疗的患者，尿酸盐在关节内沉积增多，炎症反复发作可变成慢性炎症而不能完全消失，引起关节骨质侵蚀缺损及周围组织纤维化，使关节发生僵硬畸形、活动受限。这种痛风结节也可在关节附近的滑囊膜、腱鞘与软骨内发现。痛风患者应定期测定血尿酸、尿酸碱度，痛风发作部位 X 线检查及痛风石检查等。

第七篇

什么也不能阻止

我们这个职业见证人生的始末！可以实时遇见人最本质的时刻：面对疾病，面对伤残，面对失去，面对别离，面对背叛，面对死亡；面对出生，面对疾病好转，面对感动，面对至死相守，面对不离不弃，面对起死回生。

其实，什么也不能阻止人生的美好与感动！不能阻止阳光明媚，春暖花开！

昨天，那孩子的血尿酸通过生活方式的改变，3个月就正常了。

知识导航

25. 痛风的治疗原则——痛风的一般治疗

一般治疗包括：卧床休息；低嘌呤饮食；多饮水（>2 500毫升/天）；碱化尿液（使pH值>6.0）；戒酒（尤其啤酒）；不适用抑制尿酸排泄的药物，如利尿药，小剂量阿司匹林等药物；适当运动，减轻胰岛素抵抗，防止超重和肥胖；避免诱发因素和积极治疗相关疾病。

第八篇

一声叹息

下午快下班时，那位小绅士的母亲来看我。同为人母我们感到很投缘。

她陪我走回病房去换衣服，她开始反省自己——一个坚强完美的精英！

仿佛与生俱来，她从小就力求完美。从小学到研究生毕业她一直是“永恒第一名”。她的妈妈一直坚信她会与众不同。所以，经常给她转学，每到一处，她都会很快胜人一筹。

那样精益求精的她却有着一个和她完全不同性格的丈夫和孩子。一家三口坐在我面前是那么美好的图画。

她一直问怎样改变自己老公、孩子的状况。

我轻松地告诉她：是你们的生活态度！

知识导航

26. 痛风的分类

按高尿酸血症形成的原因,可将痛风分为原发性和继发性两类。在此基础上,根据尿酸生成和代谢情况,又可进一步分为生成过多型和排泄减少型。绝大多数病人是属于第二种:排泄减少型。

(1)尿酸生成过多型:主要是因为核酸代谢增强所致,即各种原因引起嘌呤碱基合成过多或降解过快,嘌呤代谢产物过多,导致血尿酸增多。

(2)排泄减少型:体内游离尿酸约 2/3 由肾脏排泄,1/3 由消化道随着肠液被动排出,在结肠中尿酸被细菌降解成氨和二氧化碳排出体外。低排泄型患者体内核酸代谢并不增强,主要为肾脏排泄功能减退,尿酸排泄过缓而致血尿酸水平升高。

第九篇

你为什么留恋

有人说：喜欢回忆说明你变老了！

最近，心静的时候便不经意走进断续的回忆里。

毕业不久开始轮转急诊。每天傍晚是急诊的高峰。那天下雨，120 急诊送来一位年轻的患者。大约 30 岁，没有亲人来送。安详地躺在那里。

我们简单检查后，没有发现太多的异常。她只是安详地睡着，没有意识。

我们初步诊断为：安眠药中毒。开始补液、利尿和进行血液透析。

12 小时后她醒来了。空旷的眼神里没有一丝悔意。

我们没法询问，只是让护士帮她梳好了头发。

两天后，她出院了。没有一句话，只是把被褥收拾得极其整齐。

我有时会想起她，想起她的眼神。

每当我为事业挫折迷茫的时候，每当我为生活琐事而气恼的时候，每当我为情感动荡伤心的时候，我就会想起那天的雨夜，想起那无声的眼神，想起那无声的致意！

那个爸爸来看病，忧虑着他的血尿酸、他的肾脏。可是又害怕改变。他留恋那些浮华的生活和陶醉其中;留恋逃避家庭琐碎的优越感。我望着他困惑的表情,不由得想起那个雨夜、那个患者。

知识导航

27. 痛风是致死性疾病吗

单纯的高尿酸血症及一般的痛风性关节炎发作本身不会直接造成患者死亡。以下几种情况是引起痛风患者死亡的主要原因：

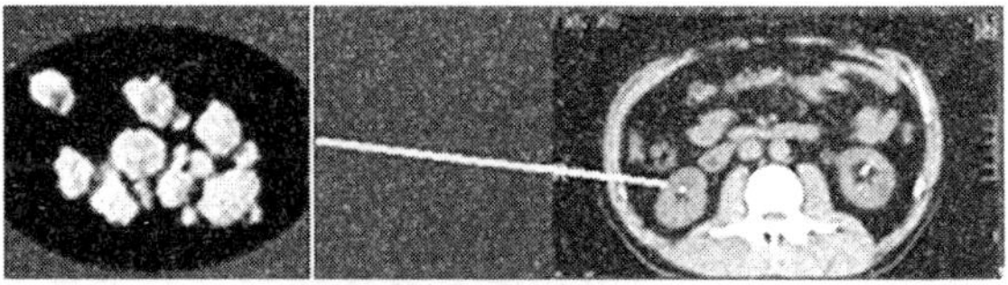

痛风性肾结石 CT 表现

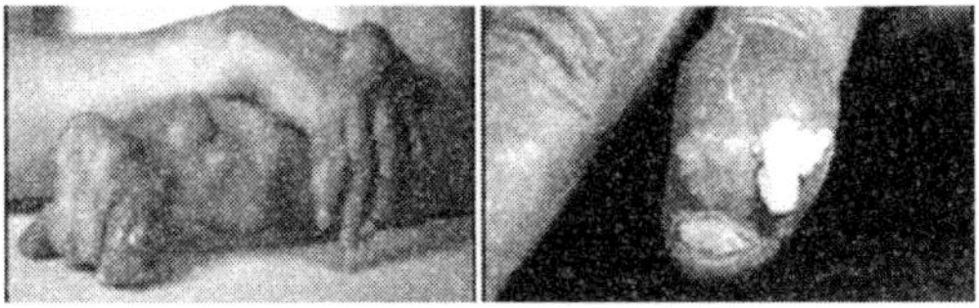

皮肤的痛风石破溃感染

(1)痛风造成肾脏病变，肾功能受到损害，最后发展为慢性肾衰竭。最终，有的患者不得不依靠换肾和透析来维持生命。病程超过 10 年以上的痛风性肾病患者，占死亡原因的 20%～30%。极少数痛风患者在痛风急性发作时血尿酸明显升高，可在短期内发生急性肾衰竭而导致死亡。轻度高尿酸血症不影响肾功能或仅有轻度肾功能受损，持续严重的高尿酸血症可导致肾功能明显受损。肾功能正常的尿酸性肾病患者尿中尿酸排出量增多，肾衰竭时排出量减少，慢性尿酸性肾病早期表现为轻到中度蛋白尿，有或无显微镜下的血尿，血尿酸增高。慢性尿酸性肾病患者常伴有痛风及尿酸性肾结石，常合并高血压及肾盂肾炎，而高血压又可进一步加重肾损害。

(2)皮肤的痛风石破溃后未及时采取治疗措施，又不注意清洁卫生，结果造成细菌感染，蔓延到血内引起菌血症和败血症，但这种情况少见。

(3)痛风性肾结石或肾盂积水、膀胱结石等容易引起顽固性泌尿系统感染，尤其是肾盂肾炎。可因未及时、彻底治疗而引起脓肾或坏死性肾乳头炎、败血症等。

(4)与痛风并存的一些疾病，如高血压、动脉硬化、冠心病、糖尿病等也是重要的死亡危险因素。例如，脑血管意外、心肌梗死、心力衰竭、致命性心律失常，以及糖尿病引起的一些急、慢性并发症等。这些并存的疾病在痛风患者的死亡原因中占有一定的比例。因此，除积极治疗痛风外，应高度重视对这些并存疾病的防治，可使痛风患者的死亡率大大降低。在 55 岁以上的痛风患者中，其死亡的主要原因是上述心血管疾病，而不是肾脏病变。所以，积极防治痛风患者的心血管疾病显得尤为重要。

第十篇

拿什么拯救你，最可爱的人——饮食战略

昨晚，请了一位名师给我宝贝补课。老师是我们一生里最会记得和感激的人，因而，我们商量了又商量，请老师吃点什么。

老师来了，干练端庄 。或许出于礼节，老师推让了一会儿。或许老师真的习惯晚餐节食。儿子是个很体贴的小绅士，柔和地告诉老师说："我妈妈是研究肥胖的，您现在不吃饭，临睡饿得很了再吃会长得更胖！"

老师在他做题的空当里慢慢吃了些饭菜。感谢老师！

现今的社会，胖人越来越多，肥胖相关的疾病也以惊人的速度增加！几乎每个成人都开始喊起减肥的口号。

下午门诊，也有一个护士来看肥胖。新婚后，开始丰腴，生完孩子就一直难以控制体重，到了四十出头，月经开始稀少，体重便跟着日新月异了起来。3年不到，身高1.62米的她长到了80千克。节食、跳操、针灸、吃药，两年下来，又长了5千克。饭，一点也不敢多吃，实在饿了就吃点零食。

其实，人体的代谢是在一定规则下进行的，比如合理的碳水化合物摄入、一定比例的蛋白质和脂肪摄入、按照一定规律进食等都影响着人体的代谢平衡。而且，代谢也像个斤斤计较的小女人具有很强的记忆效应。

大抵想减肥的人都有一种期待、一个信念、一种向往的生活方式。

似乎近在咫尺又似乎遥不可及！

当我们反转地球仪，那向往就在地球的另一边。

围绕着希腊岛屿地带的居民健康、长寿、少发心血管疾病。如果你迁居那里，会发现你向往的生活其实就是那么简单！

吃充足的植物性食物（水果、蔬菜、面包及其他谷类、豆类、坚果），主食要粗加工，坚持吃应季及当地的食物，主要食用新鲜水果及坚果，油脂的来源主要是橄榄油，用蜂蜜做节日点心和蛋糕，适量吃些乳制品，少吃红肉，每周鸡蛋少于 4 个，每日进餐喝一点红酒。当然，还要每天坚持 1 小时的适度运动。

带着愉悦、美好的心情接受这样的生活远没有我们想象的那么艰难，也远比打针吃药做手术安全得多，更比长久无期的期待现实得多。

或许只要这些，真的就只要这些，你就可以远离糖尿病、冠心病、高血压、脑血栓、骨质疏松，还有癌症。

知识导航

28. 痛风患者的饮食原则

饮食治疗的目的是尽快终止急性症状，预防急性关节炎的复发；减少并发症的产生或逆转并发症，阻止或逆转伴发病。因此，治疗上一方面控制急性痛风性关节炎，另一方面促使尿酸排泄增加，调节饮食，减轻体重，防止过胖，控制高尿酸血症。

饮食治疗原则

(1)限制总能量：总能量根据患者理想体重按休息状态计算，通常每天不超过每千克体重 25～30 千卡。

(2)限制蛋白质的摄入量：蛋白质应占总能量的 11%～15%。在正常人和痛风患者，内源性嘌呤合成在高蛋白膳食者较中等蛋白膳食者为高，这可能是增加尿酸的前体。因此，一般蛋白摄入量限制在每天每千克体重 1 克。以植物蛋白为主，动物蛋白可选用牛奶、奶酪和鸡蛋，因为它们既是富含必需氨基酸的优质蛋白，能够提供组织代谢不断更新的需要，又含嘌呤甚少，对痛风患者几乎不产生不良影响。但酸奶因含乳酸较多，对痛风患者不利，故不宜饮用。尽量不食用肉类、禽类和鱼类的内脏，肉类也应少食用。由于嘌呤易溶于汤中，各种肉汤嘌呤含量很高，可将少量瘦肉、禽肉经煮沸弃汤食用。

(3)适量的碳水化合物：碳水化合物应占总能量的 65%～70%。这样可减少脂肪分解产生的酮体，有利于尿酸盐排出。尽量少食蔗糖或甜菜糖，因为它们分解代谢后一半成为果糖，而果糖能增加尿酸的生成（通过 ATP 分解加速途径）。蜂蜜含果糖较高，故不宜食用。

促进体内尿酸排泄的措施

（1）保持理想体重：由于体重指数（体重指数＝体重 kg/身高 m^2）与高尿酸血症呈正相关，因此肥胖者应限制总能量的摄入。不过，减轻体重应循序渐进，否则容易导致酮症或痛风急性发作。

（2）禁忌酒类：酒的主要成分是乙醇，可诱发糖异生障碍，导致体内乳酸和酮体积聚，乳酸和酮体中一羟丁酸能竞争性抑制尿酸的排出。经常饮酒可刺激嘌呤合成，使血和尿中尿酸增加，因而导致高尿酸血症和尿酸排泄增多。有时一次过量饮酒，特别是同时伴高嘌呤、高脂肪的盛餐，可引起急性痛风的发作，因此应禁酒类。

（3）限制脂肪摄入量：由于脂肪氧化产生能量约为碳水化合物和蛋白质的 2 倍，为降低患者体重，无疑应该限制脂肪的摄入量。加之痛风患者常常合并有高血压、动脉硬化、脂肪肝、胆结石等，也需要低脂肪膳食。

（4）选用碱性食物：含有较多钠、钾、钙、镁等元素的食物，在体内可氧化生成碱性化合物，如蔬菜、水果、牛奶等。碱性食物可降低血液和尿液的酸度，并可使尿液碱性化，从而增加尿酸在尿中的可溶性，故应鼓励患者多选择碱性食物。蔬菜和水果中还含有丰富的维生素，特别是维生素 C，能促进组织内尿酸盐的溶解。西瓜和冬瓜不但属于碱性食物，而且还具有明显的利尿作用，故对痛风患者更为有利。

碱性食物是指食物在体内代谢后，产生偏碱性物质，主要是指蔬菜、水果和奶类食物。

(5)多饮水：如果患者心肺功能正常，应保持每天的尿量在 2 000 毫升左右，以促进尿酸的排出。伴有肾结石者最好每天尿量能达到 3 000 毫升。痛风性肾病致肾功能不全时应根据病情适当限制水的摄入量。因此，一般患者每天液体的摄入总量应达到 2 500～3 000 毫升。应选用白开水、茶水、矿泉水、果汁为饮料，而浓茶水、咖啡、可可等饮料虽不使体内尿酸产生增加，也不在痛风石里沉积，但有兴奋自主神经系统的作用，可能会引起痛风发作，故应尽量避免使用。为了防止夜间尿浓缩，可在睡前或夜间适当饮水。

(6)注意食品烹调方法：合理的烹调方法可以减少食物中嘌呤的含量，如将肉类食物先煮，弃汤后再行烹调。辣椒、胡椒、花椒、芥末、生姜等调料均能兴奋自主神经，诱使痛风急性发作，因此应尽量避免使用。

(7)少盐：每天应该限制盐量在 2～5 克。

(8)完全戒烟：卷烟中所含的某些物质可诱发痛风，加重关节炎症。

食物的选择：应限制嘌呤含量多的食物摄取，根据患者的病情轻重、所处病期、合并症和降尿酸的药物应用情况分别对待。

(1)食物嘌呤含量：根据食物嘌呤含量将食物分

为以下 4 类。

1 类：含嘌呤最多的食物（每 100 克含嘌呤 150～1 000 毫克）

肝、脑、肾、牛羊肚、沙丁鱼、凤尾鱼、鱼子、胰脏、浓肉汤、肉精、浓肉汁。

2 类：含嘌呤较多的食物（每 100 克含嘌呤 75～150 毫克）。扁豆、干豆类、干豌豆、鲤鱼、大比目鱼、鲈鱼、贝壳类水产，熏火腿、猪肉、牛肉、牛舌、小牛肉、野鸡、鸽子、鸭、野鸭、鹌鹑、鹅、绵羊肉、兔肉、鹿肉、火鸡、鳗鱼、鳝鱼、淡鸡汤、淡肉汤、淡肝汤。

3 类：含嘌呤较少的食物（每 100 克含嘌呤＜75 毫克）。芦笋、菜花、龙须菜、四季豆、青豆、鲜豌豆、菜豆、菠菜、蘑菇、麦片、青鱼、鲑鱼、金枪鱼、白鱼、龙虾、鳝鱼、鸡肉、火腿、羊肉、淡牛肉汤、花生、麦麸面包。

4 类：含嘌呤很少的食物（每 100 克含嘌呤＜30 毫克）。奶类、奶酪、蛋类，水果类，可可、咖啡、茶，海参，果汁饮料、豆浆、糖果、蜂蜜，精制谷类如富强粉、精磨稻米、玉米，蔬菜类如紫菜头、圆白菜、胡萝卜、芹菜、黄瓜、茄子、冬瓜、土豆、山芋、莴笋、西红柿、葱头、白菜、南瓜、果酱。

以上食物嘌呤含量分类多取材于未经烹调的食物，故仅供参考（附录表 1）。

（2）急性痛风发作期时的食物选择：痛风急性发作期只能采用牛奶、鸡蛋，精制面粉及含嘌呤少的蔬菜，多吃水果及大量饮水。禁食一切肉类及含嘌呤丰富的食物（禁用 1、2、3 类食物，任选 4 类食物）。

可采用严格低嘌呤半流质膳食、软饭或普通饭。

(3)慢性痛风时的食物选择：慢性期患者在全天蛋白质摄入量范围内，牛奶、鸡蛋清可不限量。全鸡蛋每日限食1个。瘦肉类、白色肉类(鱼、鸡)每日可选用100克，也可采用水煮肉类，弃其汤食肉以减少嘌呤摄入。有建议每周2天按急性期膳食供给，其余5天可选用含嘌呤2、3类食物。严禁一次吃过多的肉类及含嘌呤丰富的食物，如动物内脏类、浓肉汤类、沙丁鱼等。少用或不用含嘌呤多的蔬菜，如龙须菜、菠菜、蘑菇、鲜豌豆类等。其他可选用精制米面及含嘌呤少的蔬菜(多选用黄绿色蔬菜水果等)。(禁用1类食物，限量选用2、3类食物，任意选用4类食物)。

食谱举例：

(1)痛风急性发病期食谱举例

早餐：牛奶250克，面包(富强粉50克)。

午餐：鸡蛋炒黄瓜(鸡蛋35克，黄瓜200克，油10克)，米饭(大米100克)。

下午：牛奶(脱脂)250克，苹果1个(150克)。

晚餐：西红柿鸡蛋面(西红柿100克，鸡蛋50克，富强粉100克)，油8克。

合计：蛋白质68克，脂肪32.6克，碳水化合物215.5克，嘌呤33.7毫克，总能量1 600千卡。

(2)慢性痛风日常食谱举例

早餐：牛奶250克，面包(富强粉)100克。

午餐：番茄鸡肉圆白菜(番茄100克，鸡肉50克，卷心菜100克，植物油10克)，花卷(富强粉100

克),粥(大米 50 克)。

晚餐:鸡蛋炒芹菜(鸡蛋 50 克,芹菜 100 克,植物油 10 克),番茄黄瓜蛋汤(番茄 100 克,黄瓜 100 克,鸡蛋 35 克,香油 1 克),米饭(大米 100 克)。

合计:蛋白质 72.5 克,脂肪 33.5 克,碳水化合物 301.5 克,嘌呤 35.3 毫克,总能量 1 800 千卡。

第十一篇

曾经沧海也桑田

——转变

大学时喜欢一句话，写在《内科学》的扉页上：用勇气改变可以改变的，用胸怀接受无法改变的，用智慧区别二者的不同！

那天告诉那对父子他们都患有代谢异常性疾病：高尿酸血症和痛风，他困惑不已！为什么呢？

责怪自己的基因吗？责怪自己的生活吗？责怪工作的应酬和压力吗？责怪爱人的疏忽吗？责怪那些不健康的食品吗？责怪那些洋快餐吗……

或许这些都有关系，或许这一切也都是根源！

你将如何面对？如何改变？

首先，应该有胸怀接受：

或许你拥有痛风的易感基因，但幸好不是胰腺癌的易感基因；

或许你的母亲在孕育你的时候生怕你会先天不足而努力地进食高能量、高脂、高糖饮食，不仅毁掉自己秀美的身材，也成为你日后肥胖的根源；

或许，妈妈又担心你半岁之后脱离了妈妈抗体的保护，难以应付这么多的感染性疾病，因而努力地按育儿书上要求的几小时一次地给你喂奶，按照时间表的要求积极添加辅食，按自己所能尽到的努力把你喂得胖胖圆圆；

或许，在你3～5岁上幼儿园时期，难得在幼儿园好好吃饭，回家后那些高级的、昂贵的、可口的鱼肉，都在妈妈口干舌燥讲故事的时候过多的喂进你的嘴里。结果你可能就真的超出妈妈的期待“长高高长壮壮”！

或许，在你青春发育逆反、倔强的日子里，那些快餐、零食、饮料成为你缓解压力的伴侣。妈妈无力坚持纠正这些坏习惯、督促你运动，因为这样无疑会使你更加“变本加厉”！

或许，在你有了家，有了疼爱你的人，那些可口美味的饭菜、那些沁人心脾的爱恋、那些与日俱增的无微不至都慢慢地让你懒惰了起来！

再或许，在你春风得意、一诺千金的时候，那些赞美、那些成就、那些辉煌足以让你在餐桌前豪迈奔放、煮酒论英雄！

这一切的一切都可能会让今天的你加入这样的令人担忧的行列——高尿酸血症和痛风。

然而，你应该有勇气改变：

或许，你也可以过简单而又快乐的生活；

或许，你也可以像我们的父母那样，小河流水一样和爱人说着话，做着自己家的美味佳肴；

还或许，你也可以在餐桌前做一个优雅的绅士或淑女（即使在自己家里），听着轻音乐、慢慢品尝着食物，倾听爱人和孩子一天的逸闻趣事；

还或许，你也可以餐后参加洗碗或整理卧室，然后可以享受半小时的独自散步，想想一天的感想、回忆那些你留恋的往事、计划明天的行程；

再或许，你也可以在周末去爬山、去打球、带着少年时代美好的心情奔跑在空旷的晨曦里！

你可以在阳台上种番茄；你可以在花盆里种辣椒；你可以……

你可以改变现在的你自己！

知识导航

29. 怎样预防痛风发作

痛风发作常常与饮食不节、着凉、过度劳累有关，因此预防发作应做到以下几点：

第一：限制嘌呤摄入量。每日应控制在150毫克以下。急性发作期的2～3天内选用嘌呤含量很少或者不含嘌呤的食物，禁用含嘌呤极高的食物。慢性期每周至少两天完全选用嘌呤含量很少的或者不含嘌呤的食物，其余几天可选用低嘌呤膳食(选用一种嘌呤含量较少的食物，其他为基本不含嘌呤的食物；或者选用一种嘌呤含量较高的食物，其他用不含嘌呤的食物)。

第二：限制每日总能量。痛风患者应该控制体重，每日总能量应比正常人减少10%～15%，不可过多吃零食，也不可每餐吃得过多、过饱。但热能应该逐渐减少，过度减重会引起酮症酸中毒，从而诱发痛风的急性发作。病情较重时应以植物蛋白为主，碳水化合物应是能量的主要来源。

第三：以碱性食物为主。尿酸在碱性环境中容易溶解，所以应多食用蔬菜、水果、坚果、牛奶等碱性食物。急性发作期每日可食用蔬菜1～1.5千克，或者水果适量。可采用周期性植物性饮食，如黄瓜日、西瓜日、苹果日等，每周2次间隔3天。还应增加B族维生素和维生素C的摄入，大量的B族维生素和维生素C能促进组织内淤积的尿酸盐溶解。

第四:促进血液循环。经常洗热水浴或用热水泡脚,以促进血液循环,增加尿酸排泄。

第五:多喝水不喝酒。充足的水分有利于尿酸的排出,建议每日饮水 2 500～3 000 毫升以上,还要注意夜间补水。酒精会使肾脏排泄尿酸的能力降低,啤酒还含有大量的嘌呤,要绝对禁用。还要禁用能使神经兴奋的其他食物,如浓茶、咖啡及辛辣性调味品。

30. 痛风患者如何进行自我保健

随着社会发展、生活方式的转变,痛风的发生率近年来呈现快速上升趋势。首先,痛风要注重早防早治,及时到医院看病、配合治疗,此外,还要采取一些自我保健措施包括,保持理想体重,合理的饮食调整,适量摄入蛋白质,适当限制脂肪摄入,急性期大量饮水,注意限盐、忌酒,适当保暖,有关节炎的关节避免过度劳累、湿冷和关节损伤,穿鞋要舒适。调整好情绪,避免紧张及强烈的精神刺激。发病的间歇期不仅要按医生嘱咐坚持用药,而且还要定期检查肝肾功能,定期检查血尿酸水平。

31. 防止体重超重能够预防痛风吗

痛风常并发糖尿病、冠心病、高血压及高脂血症,虽然痛风与这些病并无直接的因果关系,然而肥胖是这些病发生的共同基础。随着人民生活水平的提高,肥胖人群也呈逐年增高的趋势。近年来研究表明,肥胖与高尿酸血症存在密切关系,特别是内脏性肥胖研究的深入，发现内脏性脂肪蓄积、胰岛素抵抗和多种脂肪因子的分泌等多种危险因子参与了高尿酸血症的形成。降低体重可使痛风、糖尿病、高血压及高脂血症都得到控制。但降低体重应循序渐进。快速减重可导致体内组织分解加速，产生大量嘌呤而引起痛风急性发作。缓解期应积极减肥控制体重，急性期避免盲目减重。

32. 戒烟很重要吗

虽然目前还没有直接的证据表明吸烟可使血中尿酸升高，或者引起痛风关节炎的急性发作，但吸烟作为心血管疾病的危险因素之一，已确立无疑，而痛风也是心血管疾病的危险因素，两种危险因素并存时，其威胁性大大增加，所以，虽然吸烟不会使血尿酸增高，痛风患者也应当坚决戒烟。

第十二篇

走路回家

夏天来了，阳光洒满每一个角落，照耀着每个人的脸。

小孩子们在楼下的空地上不知疲倦地嬉戏，小狗在追逐他们落下的彩色皮球。

小时候，很盼望过夏天，因为有冰棍儿吃。放学的路上，四处响起：冰棍儿、冰棍儿，3 分、5 分的……那时候的媒体还主要是广播电台。小学生们中午放学就开始飞快往家跑，一方面跑热了可以吃冰棍儿，另一方面可以回家听评书联播：《杨家将》、《岳飞传》和小说联播《橡皮事件》、《皮皮鲁与鲁西西》……

长大了，忙得很，走路一阵风。前后在急诊工作了 5 年，训练到了穿衣、吃饭、走路、说话，甚至入睡都要无与伦比地快！把曾经崇尚的优雅通通清除了。晚饭后，一家人散步我总是不知不觉就走在远远的前头，老公和孩子都得一路追着我，否则一会儿工夫就要四处找我了。

那个温和憨厚的父亲每次来看病都要带笔记，好像一直跟不上我的思维流速。最后，我每次都在病历本上写上 1、2、3……

今天他的肾结石通过两周的外科排石治疗好转了，回到内科继续治疗。我给他开了促进尿酸排泄的药。

知识导航

33. 痛风患者应该选择什么样的体育运动

痛风患者体育锻炼前应接受专科医生指导，先做有关检查，对体质作出恰当评估。即使已有痛风结石，只要表面皮肤没有破溃，肾功能良好，没有明显的心血管并发症，关节功能正常，仍可进行身体锻炼。在用药期间，还要定期检查肝功能，如果肝脏转氨酶水平高于正常 2.5 倍以上，仍需请医生酌情使用保肝药，待肝功能正常后再根据身体状况选择合适的体育锻炼项目，确定运动强度、时间。慢步短程小跑、太极拳、气功、广播操、快步走等项目较为合适，而运动剧烈、消耗体力过多的项目，如快跑、足球、篮球、滑冰、登山、长跑等，皆不适宜。锻炼时应循序渐进。先从轻微活动量开始，随着体力增强，身体逐渐适应，再增加活动量。不可锻炼过度，诱发痛风发作。一旦痛风发作，应及时停止体育锻炼，待症状完全消退再恢复。

34. 痛风患者为何要多饮水

若痛风患者每天能饮用大量的水，就可促进尿酸排泄，预防血液中尿酸值过高而导致痛风。因此多饮水已被视为痛风患者不可忽视的保养方法。我们建议尿酸偏高或痛风患者每天至少要饮水 2 500 毫升以上，以维持每日 2 000 毫升的尿量，用来帮助尿酸代谢。痛风患者多饮水有如下好处：

(1)有效阻止痛风物质在关节中的沉淀，清除炎症，解除疼痛，使患者感到经络疏通和周身舒适。

(2)快速排泄血液中的尿酸盐，减少痛风石沉积，防止痛风复发。

(3)清除肾脏已经沉积的物质，改善血液及肾脏生物膜的功能，从根本上降低血液中尿酸盐的含量，恢复肾脏自身排泄尿酸的能力，并有效控制局部关节出现红肿热痛。

35. 尿酸性肾石病是怎样形成的

尿酸主要经过肾脏排泄，当尿酸排出量过多，溶解性下降时就会形成结石。尿酸性肾结石与尿的酸碱性有直接关系，临床上用 pH 值来表示尿的酸碱性。持续性酸性尿酸使尿酸结石易于形成。反之，尿呈碱性时，则尿酸溶解度增大。当尿 pH 值为 6.5 时，尿酸结晶可转变为溶于水的尿酸。结石中约 84%是由单纯性尿酸沉积而形成的结石，尿沉渣检查可见细小褐色砂粒。由于尿酸结石能透过 X 线，所以有时不能在普通腹部 X 线平片中被发现，需通过做 B 型超声、CT 检查、肾盂造影才能确诊。而约 16%由钙和尿酸结石形成的复合结石，X 线检查可以显影。肾结石可因局部尿路刺激、梗阻或继发感染引起疼痛、血尿，甚至急性肾衰竭等一系列临床症状。其症状与结石的大小、形状、部位都有一定的关系。

36. 痛风患者为什么要做肾脏、输尿管和膀胱的超声波检查

痛风是一组嘌呤代谢异常所致的疾病,其临床特点为高尿酸血症及由此引起的痛风性急性关节炎反复发作,尿酸盐沉积,痛风性慢性关节炎和关节畸形,常累及肾脏引起慢性间质性肾炎和尿酸盐性肾结石形成。高尿酸血症或痛风引起的慢性肾脏损害称为高尿酸血症肾病,也称痛风性肾病,是痛风性关节炎以外的第二个常见临床表现。痛风病人约 1/3 有肾脏损害,部分病人肾结石症状早于关节炎的发作。泌尿系 B 超能对痛风患者肾脏大小、轮廓、肾脏内部结构及肾结石作出明确的超声诊断。

第十三篇

不必在意

雨后的清晨，空气格外清爽！儿子故意去踩踩难得留下的小水洼。啪塔、啪塔…裤腿儿上溅上了不少泥点儿，小坏孩子！

上午查房心情也格外好。大病房里充满着快乐，同病相怜，相互鼓励，仿佛又回到了幼儿园！

我要求下午那位父亲带上他那忙碌高傲的妻子一起来看病，他的病进入了缓解期，饮食和护理显得尤为重要。

知识导航

37. 痛风的分期

临床上痛风患者的自然病程及临床表现大致可分为 4 期：①无症状高尿酸血症期。仅表现为高尿酸血症而无临床症状。大部分患者终身停留于高尿酸血症。而不出现临床症状。②急性痛风性关节炎发作期。以急性关节炎为主要表现，多表现为单个关节。③痛风发作间歇期。2 次痛风发作之间称为间歇期。④慢性期。主要表现为痛风石、慢性关节炎、尿路结石及痛风性肾炎。痛风石（痛风结节）常见于耳轮和关节周围，初期形成结石较软，表皮红色，内含乳白色液体，急性症状消失数周后形成坚硬痛风石，并逐渐增大，使关节受到破坏，可向皮肤破溃，排出白色的尿酸盐结晶。

38. 痛风发作间歇期需要治疗吗

痛风患者一般重视急性痛风发作期的治疗，往往忽视痛风间歇期的治疗，这也正是痛风治疗不彻底，难以根除，反复发作的重要原因。痛风间歇期的特点是高尿酸血症，当然也有部分痛风患者在痛风间歇期血尿酸值低于 418 微摩尔/升，或者正常，但是，痛风还是在过一段时间后照样复发。因此，尽管间歇期没有任何不适的痛风发作，还是需要治疗。痛风间歇期治疗的目的是使尿酸维持正常水平，保护肾脏功能，防止痛风性肾病。

第十四篇

阳光总在风雨后

下午阳光明媚。

那对夫妻来了。那位精英妻子的脸色也出奇地温和了好多。我简单介绍了她丈夫的病情，说到病情缓解了，那位男士脸上溢满欣喜、胜利的光芒。

我告诉他们缓解期仍需治疗，但饮食的限制可以适当放宽了。看着那位中年男士孩子一样兴奋的脸，我差点笑出来。

知识导航

39. 饮食、生活方式对痛风发病的影响

高嘌呤和高蛋白质食物的摄入、大量饮酒是导致痛风的重要因素。饮食中蛋白质含量低，痛风性关节炎的发病率就低，反之痛风的发病率就高。酒精中毒影响痛风的发作，是比食物更重要的原因。酒精可能在多个机制方面引起痛风，包括增加嘌呤产生和减少尿酸排泄，酗酒引起的痛风还可能与空腹状态、创伤、低温及代谢性酸中毒有关。疲劳过度，关节部位受凉是诱发痛风的主要原因，痛风患者特别是一些体力劳动者要更加注意休息，避免过度疲劳。如果痛风患者进行剧烈运动而大量出汗，可导致血容量、肾血流量减少，尿酸、肌酸等排泄减少，出现一过性高尿酸血症。同时剧烈运动后体内乳酸增加，可抑制尿酸排泄，导致暂时性升高血尿酸。因此剧烈的运动成为痛风发作的另一个重要诱因。高尿酸血症患者在选择运动时，应尽量选择散步、骑自行车、游泳等运动，而要避免球类、爬山、跳跃等运动强度大的项目。运动过程中尤其要多饮水，每隔一段时间补充水 300 毫升左右，以利于尿酸排泄。

40. 性别与痛风发病的关系

痛风的发病有着很大的性别特征。血清尿酸水平，青春期以前的男子平均值约 3.3 毫克/分升；青春期后，男性血中尿酸增加值较女性快，然后维持高峰恒

态，其值约 5.2 毫克/分升；至中年后，血尿酸值逐渐增高。青春期后，女性血尿酸上升不明显，于更年期后迅速上升达到与男性相似的水平。既往的研究资料表明，男性痛风占痛风发病者数的 90%以上，女性患者占极少数，而在生育年龄发病者仅占 0.08%。女性痛风患者绝大多数在绝经期以后发病，在绝经前期痛风的发作十分少见。这是因为在有月经周期的妇女，高浓度雌激素有促进尿酸排泄的作用。

41. 年龄与痛风发病的关系

痛风的发病也有显著的年龄特征。原发性痛风以中年人为最多见，随着年龄的增长，痛风的患病率亦增长，痛风大多发生于 40 岁以上的男性，是最常见的炎症性关节炎，男性在 50 岁左右达到高峰。对儿童、绝经前妇女和 30 岁以下男性，痛风的诊断应该慎重。老年和男性是导致尿酸增高的两项不可控因素，因此男性或老年女性，容易发生尿酸增高。男性如果一旦肥胖，就可能成为高尿酸血症或痛风的高危人群；如果同时有经常饮酒，或同时合并高胆固醇水平，或糖尿病胰岛素不足，或三者同时发生，则几乎难于避免高尿酸。

42. 种族对痛风发病的影响

痛风是一种遍布全球的世界性疾病。研究报道累计痛风发病率在美国黑人为 10.9%，在白种人为 5.8%。在亚洲，日本痛风患病率最高。20 世纪 90 年代在中国痛风发病率开始明显上升。我国台湾地区的痛风患病率也很高。

第十五篇

玉　　兰

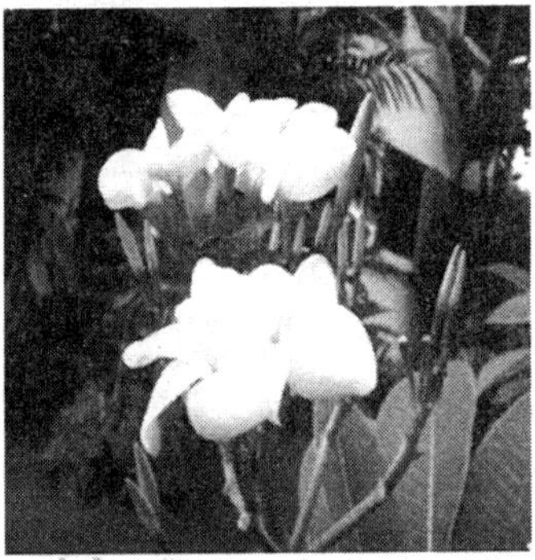

走过医院门口的花店，忍不住望望那些美丽眩目的花朵。猛然想起同事曾经和我开过的一个玩笑，笑得出了声。

那一年春天很温暖，一阵春雨过后，光秃的玉兰树猛然间缀满花朵。疾风刮过，飞飞扬扬淡紫色的花朵飘落下来。下午去门诊的路上忍不住拾起一朵，爱惜地夹进书里。刚巧有个同事经过，大声笑我："高大夫，没有人送花自己捡一个，是吧？哈哈……"

今年的春天也来得很快，玉兰花那样美丽。

知识导航

43. 气候季节变化对痛风发病的影响

许多证据表明，痛风发作大多在春夏和秋冬季节交替之时，也就是在每年的 3～4 月份及 10～12 月份，有人发现这一时期血尿酸可有短暂性升高。痛风性关节炎季节性发病倾向主要与气温、气压及温度改变 3 项指标有关，其中气温变化为主要因素。

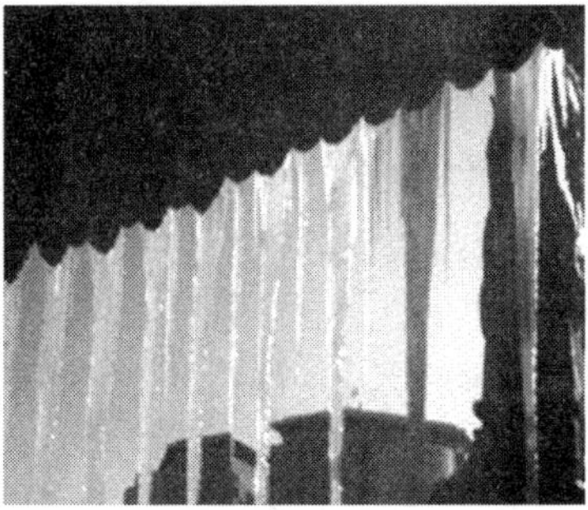

44. 地理位置对痛风发病的影响

地理位置对痛风的发病率可能有一定影响，但远不如民族、生活条件及遗传因素那么明显。在我国高原游牧地区，如青海、西藏的痛风发病率较高。特别是从平原进入高原者，由于高山缺氧、红细胞增多、高山高血压及高山心脏病等，可继发急性痛风性关节炎。

第十六篇

月朗星稀

起风了。白天刮了一天，傍晚的时候，风平浪静。

夜深了，终于干完家务、安顿好孩子。站到阳台上，望望天空，想起大学时和寝室好友中秋夜逛公园时的情景。刚刚入学，一群大孩子兴奋得不能自制，规划着远大的事业蓝图，憧憬着甜蜜幸福的爱情和生活……

回首往事，惭愧不已……

明天有教学任务，刚好讲到痛风这一章。

知识导航

45. 什么是尿酸性肾病

尿酸性肾病是由于血尿酸产生过多或排泄减少形成高尿酸血症所致的肾损害，通常称为痛风肾病，可有尿酸结石，小分子蛋白尿、水肿、夜尿、高血压、血尿、尿酸升高及肾小管功能损害。本病西方国家常见，国内以北方多见，无明显的季节性，肥胖、喜肉食及酗酒者发病率高。男女之比为9∶1，85%为中老年人。本病如能早期诊断并给予恰当的治疗（控制高尿酸血症和保护肾功能），肾脏病变可减轻或停止发展，如延误治疗或治疗不当，则病情可恶化并发展为终末期肾衰竭而需要透析治疗。

46. 尿酸性肾病的临床表现有哪些

（1）肾外表现：关节炎、痛风石（痛风结节）、高脂血症、高血压及心力衰竭等。

（2）肾脏损害表现：水肿、蛋白尿、高血压、夜尿；有肾结石者表现为腰痛、血尿或尿频、尿急、尿痛和发热。

47. 尿酸性肾石病的临床表现有哪些

（1）疼痛：表现为肾区或上腹部疼痛，这是由于结石堵塞肾盂或输尿管上部引起，多表现为钝痛或绞痛，多数可呈阵发性，亦可为持续性。

(2)血尿:肾结石疼痛时,常伴有肉眼血尿或镜下血尿,以后者居多,体力活动可诱发或使血尿加重。

(3)尿中排出沙石:尿酸性肾石病患者尿内可排出小结石,有的呈沙砾状,特别是在疼痛和血尿发作时。

(4)感染:常表现为发热、寒战、膀胱刺激等症状。当结石合并感染时,常可加速结石增长和肾实质的损害。尿酸性肾石病合并感染时可发生肾盂肾炎、肾积脓、肾周围炎,甚至可发展为肾周围脓肿。

(5)梗阻:尿酸结石在泌尿系管腔内堵塞可引起梗阻,造成梗阻以上积水。

第十七篇

爱与哀愁

大学时很喜欢张学友的歌，那一首“爱与哀愁”是寝室里最常播放的歌儿。

那时候对爱情的理解还停留在小说里，时常在心里嘲笑那些为爱疯狂的同学。研究生快毕业了，我的爱情才飘然而至。真的爱了，再也洒脱不起来。好像没有人可以例外！

小时候，自诩为天才。长大后，爱慕着比我好很多的天才。有了孩子期待他是天才。

许多年过去了，自己远不是天才。爱着的天才生活中是那么的固执、迂腐。刻骨爱着的小天才那么的让人费心！

伤感之时就去泡书店，一本“天才向左，疯子向右”让我明白：天才都是有缺陷的！

下午门诊见到了那位父亲，瘸着腿来诊。诊断为：急性痛风性关节炎。

知识导航

48. 痛风性关节炎的症状

痛风性关节炎是由于尿酸盐沉积在关节囊、滑囊、软骨、骨质和其他组织中而引起病损及炎性反应，它多有遗传因素和家族因素，好发于中青年男性，多见于拇趾、踝关节和膝关节。

主要表现：关节剧痛，常常为单侧性突然发生。关节周围组织有明显肿胀、发热、发红和压痛。做血尿酸检查可以确诊。应用药物治疗有较好的疗效。痛风可以由饮酒、饮食、天气变化（如温度气压突变）、外伤等多方面引发。

（1）无症状期：时间较长，仅血尿酸增高，约 1/3 病人以后有关节症状。

（2）急性关节炎期：多在夜间突然发病，受累关节剧痛，首发关节常累及拇趾关节，其次为踝、膝等。关节红、肿、热和压痛，全身无力、发热、头痛等。可持续 3～11 天。饮酒、暴食、过劳着凉、手术刺激、精神紧张均可成为发作诱因。

（3）间歇期：为数月或数年，随病情反复发作间期变短，病期延长，病变关节增多，渐转成慢性关节炎。

（4）慢性关节炎期：由急性发病至转为慢性关节炎期平均 11 年左右，关节出现僵硬畸形、运动受限。30% 左右的病人可见痛风石和发生肾脏并发症及输尿管结石等。晚期有高血压、肾脏及脑动脉硬化、心肌梗死。少数病人死于肾衰竭和心血管意外。

49. 急性痛风性关节炎的诊断标准

美国风湿病协会1997年制定的诊断标准：

(1)滑囊液中查见特异性尿酸结晶。

(2)痛风石经化学方法或偏振光显微镜检，证实含尿酸钠结晶。

(3)具备下列临床实验室和X线征象11项中的6项者：

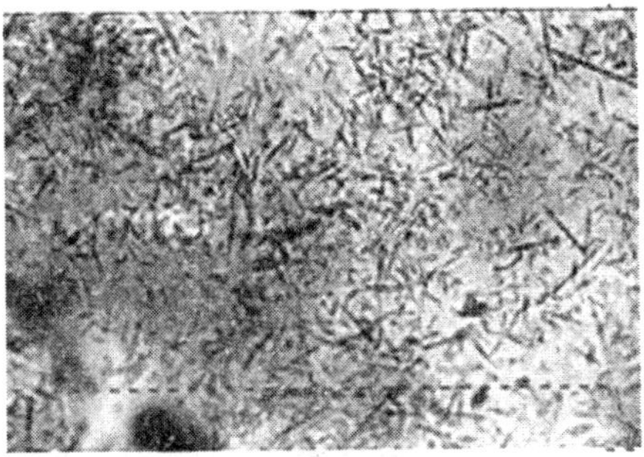

尿酸结晶

①一次以上的急性关节炎发作。

②炎症反应在一天内达高峰。

③单关节炎发作。

④患病关节皮肤暗红色。

⑤第一跖趾关节疼痛肿胀。

⑥单侧发作累及第一跖趾关节。

⑦有可疑痛风石。

⑧高尿酸血症。

⑨X线片示关节非对称性肿胀。

⑩X线片示骨皮质下囊肿不伴骨质侵蚀。

⑪关节炎发作期间关节液微生物培养阴性。

50. 痛风的影像学表现有哪些

X线表现是诊断痛风性关节炎的主要根据，因为该病的X线表现与病理改变及临床表现基本一致。X线平片基本能表现该病基本特征，随着医疗设备的不断更新和我国人民生活水平的不断提高，多层螺旋CT多种后处理功能，对骨关节疾病包括痛风性关节炎的诊断方面，能为临床医师提供更多有价值的信息，能够清晰显示X线平片显示不清的复杂结构及骨破坏等。

(1)早期表现：本病的早期主要表现为关节的急性炎症反应，病变早期常累及手足小关节，尤易见于第一跖趾关节，而后才逐渐侵及腕、踝、肘等大关节，

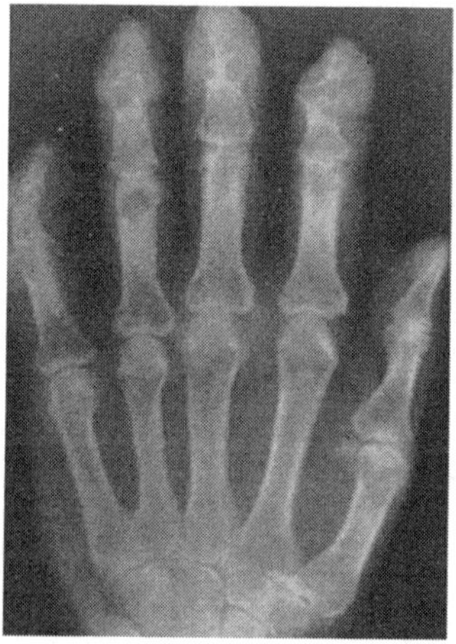

此时只显示关节周围软组织肿胀，呈偏侧性肿胀，密度增高而无明显骨破坏。软组织内可见钙化或未钙化的痛风石造成的软组织结节样增厚。早期病变往往呈可逆性，即发作时出现，间歇期及经治疗后可消失。

(2)中期表现:病变进一步发展,多骨被累及,尤其多个跖趾关节由中央性、边缘性或关节周围骨侵蚀,逐渐发展为骨破坏。骨破坏以出现关节端的边缘锐利的小囊状或穿凿样圆形骨质破坏为典型表现,骨破坏区边缘部翘起且突起颇具特征。病灶周围无骨质增生硬化及骨质破坏,邻近骨质结构基本保持正常,此点不同于类风湿关节炎。由于骨的修复作用,骨破坏边缘变致密且可伴骨刺形成。

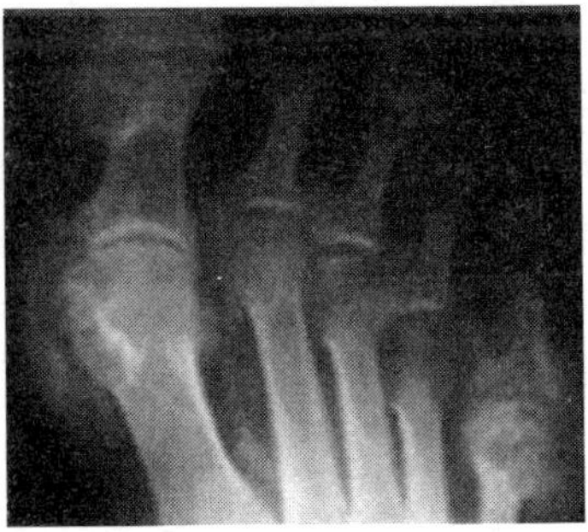

(3)晚期表现:病变发展至晚期,软组织肿块更加增大,多个肿块相连,呈分叶状,表面粗糙。骨干可进行性变细呈锥状,在伴有继发性退行性骨关节病时,关节面骨赘形成,关节间隙可变窄,甚至出现关节脱位或强直,手足可同时被累及。

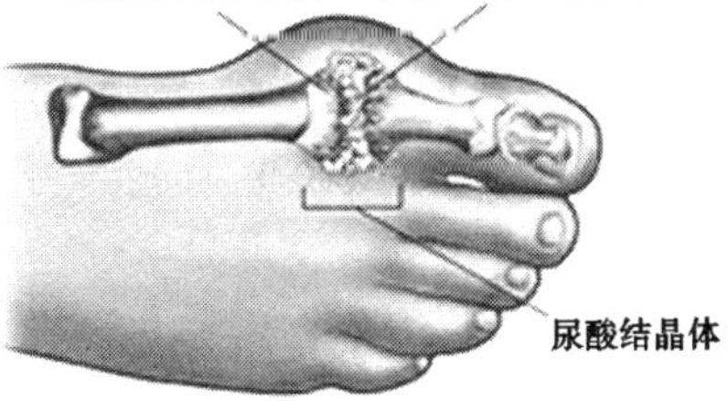

痛风足

第十八篇

坚定的锡兵

外出开会临行前，得给孩子带个小礼物。走在各色的小商铺之间，犹豫买个什么才好。我的宝儿已经长到 1.75 米，是个大孩子了。

猛然间看见一个小小的塑像精致地摆在货架上。一个锡做的士兵握枪而立。或许也不是锡做的，但不由得使我想起我和儿子曾经最爱听的一则童话：坚定的锡兵。很多年前，我就渴望给我宝儿买一个这样的礼物。至今我还能回想起磁带里那温和柔美的女音：从前，有一个孩子……

那位父亲的右脚在一次竞走活动后出现了入睡后的剧痛，局部红肿。没有外伤。我给他拍了足部的 X 线片。诊断为：急性痛风性关节炎。

知识导航

51. 痛风急性发作时的治疗

急性痛风关节炎期应绝对卧床休息，抬高患肢，避免受累关节负重。冷敷是减轻关节炎症有效的辅助治疗方法，局部冷敷能减轻炎症关节疼痛和减少滑膜渗液量，因此对炎症发作期的患者实施冷敷是有益的。

急性期的治疗药物主要有秋水仙碱、非甾体类抗炎药、糖皮质激素 3 类，它们都能有效地缓解症状，但不降低血尿酸水平。但秋水仙碱因为会出现较多的不良反应已很少应用。控制急性发作的治疗应至炎症完全消退，过早停药或过早恢复体力活动常导致复发。目前，配合局部用药不仅不良反应少而且收效迅速。

52. 治疗痛风急性发作的药物有哪些

(1)秋水仙碱：秋水仙碱是从秋水仙的球茎和种子中提取的一种生物碱，早在公元 6 世纪就提出了用秋水仙碱治疗痛风。1763 年，秋水仙碱被认为是治疗痛风最有效的药物。但由于秋水仙碱的治疗剂量与中毒剂量十分接近，容易发生恶心、呕吐、腹泻、肝细胞坏死等不良反应，故近年来已逐渐被其他抗痛风药物取代。

(2)非甾体类抗炎药：非甾体类抗炎药是治疗急性痛风的首选药物，这类药物主要是通过抑制环氧化酶的活性而发挥抗炎作用的。传统的非甾体类抗炎药主要有吲哚美辛、萘普生、舒林酸等。它们能引起胃肠道出血穿孔、肾脏损伤、充血性心力衰竭等多方面的副作用。近年来,新的非甾体类抗炎药主要是选择性抑制了环氧化酶2,减少了由于环氧化酶1受到抑制而引起的胃肠道不良反应，这类药物以罗非考西为代表药物,它能显著的抑制由于炎症而引起的疼痛。但这类药物在心血管方面的副作用仍然十分显著，因此非甾体类抗炎药的应用受到了很大限制。

(3)糖皮质激素和促肾上腺皮质激素:当患者不能耐受非甾体抗炎药和秋水仙碱,或这两类药物有禁忌或用后无效时,才可使用糖皮质激素和促肾上腺皮质激素来缓解痛风的急性发作,这类药物全身给药效果良好,但容易引起肾脏疾病、胃肠道溃疡和出血、皮肤炎症等不良反应，同时容易出现停药后的反跳现象，故该药不宜长期使用。

(4)白介素-1受体拮抗剂:白介素-1受体拮抗剂是一类新的抗急性痛风的药物。白介素-1在急性痛风发作的过程中起了重要作用，尿酸钠诱导关节组织巨噬细胞分泌产生白介素-1,白介素-1诱导其他巨噬细胞释放肿瘤坏死因子-α、白介素-6等炎性递质产生炎症反应，因此,白介素-1受体拮抗剂能用于急性痛风的治疗。白介素-1受体拮抗剂适用于一些不能耐受传统的抗痛风药的人群,但是由于此类药物成本昂贵、预防给药方式的局限性,因此这类药物的研发可行性受到了质疑。

第十九篇

永远的撒哈拉

撒哈拉沙漠的记忆是大学时热读台湾作家三毛的书时留下的。那个时候青年人的思想受到三毛的好多启发。我们宿舍里经常连夜传看她的散文集:《雨季不再来》、《撒哈拉的故事》……

2008年年底,在台湾参加华夏内分泌年会,会后很想去看看三毛的故居。看看她笔下的小学,希望走过那所小学校的路边,想象那个时代、那个老兵,还有那个恋爱中的女老师。

但是,问了当地的医生和会务人员,都说没有她的故居。万分遗憾!

知识导航

53. 痛风患者要长期卧床休息吗

痛风急性期需要卧床休息，抬高患肢，尽量保护受累部位、免受损伤，一般休息至关节疼痛缓解72小时后恢复活动。但如果急性痛风性关节炎反复发作可发展为多关节受累，并从急性期的关节局部肿胀发展为慢性期的局部骨质缺损，关节畸形，此时活动受限，应避免剧烈运动，但也提倡在专业医生指导下进行运动量比较小同时又不加重关节损伤的活动。此外，大部分患者处于痛风间歇期，此阶段患者可以无明显症状，这时可以适当活动，同时注意控制体重。因此大多数痛风患者不需要长期卧床休息。

54. 痛风慢性期要用药吗

痛风的慢性期病程较长，没有明显的发作期和间歇期的界限，关节受累较为广泛。由于慢性期多无剧烈的关节疼痛，所以很多患者在此期内不注意饮食控制和维持治疗。根据大量临床资料分析和验证，在慢性期的治疗主要是维持血清尿酸值在正常范围和预防急性发作。

55. 应该把血尿酸降到什么水平

对高危人群进行降尿酸治疗目标为小于357微摩尔/升(6毫克/分升)，理想血尿酸值为300微摩尔/升以下。通过纠正高尿酸血症，逆转和治愈痛风。

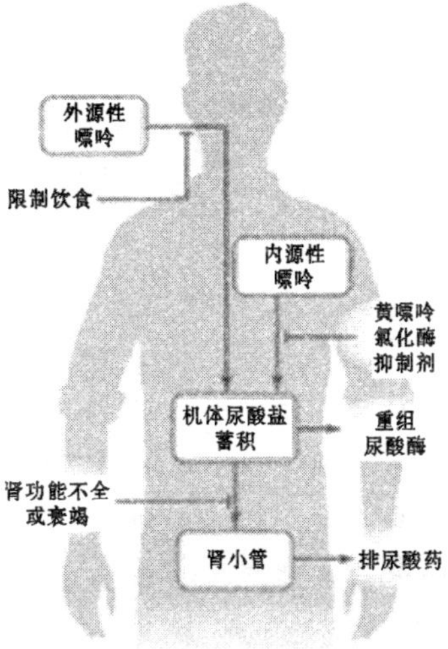
外源性
嘌呤
限制饮食
内源性
嘌呤
黄嘌呤
氧化酶
抑制剂
机体尿酸盐
蓄积
重组
尿酸酶
肾功能不全
或衰竭
肾小管
排尿酸药

高尿酸血症的处理策略

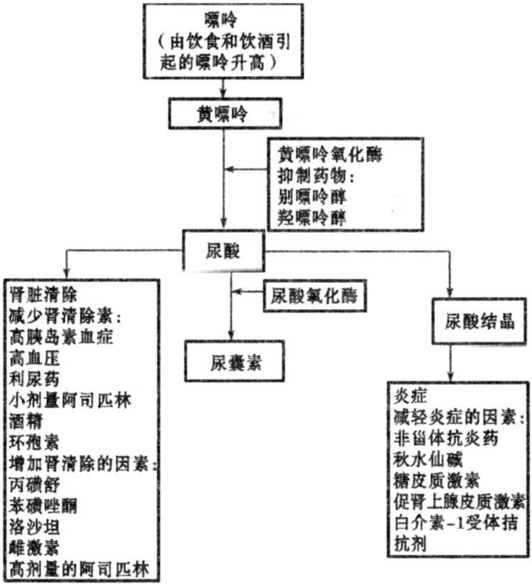
嘌呤
（由饮食和饮酒引起的嘌呤升高）
黄嘌呤
黄嘌呤氧化酶
抑制药物：
别嘌呤醇
羟嘌呤醇
尿酸
肾脏清除
减少肾清除素：
高胰岛素血症
高血压
利尿药
小剂量阿司匹林
酒精
环孢素
增加肾清除的因素：
丙磺舒
苯磺唑酮
洛沙坦
雌激素
高剂量的阿司匹林
尿酸氧化酶
尿囊素
尿酸结晶
炎症
减轻炎症的因素：
非甾体抗炎药
秋水仙碱
糖皮质激素
促肾上腺皮质激素
白介素-1受体拮
抗剂

第二十篇

遥远的回忆

一年一度的高考就要开始了。小区里早早的就有穿着各色校服的孩子出出入入。我的高考机会是我自己努力争取来的。80年代末期，高考的竞争更是激烈。还能记得那些拼搏的日子。半年都没有休息，老师们也跟着我们如此，真是挺不容易的。元旦那天老师终于给大家放半天假，开个联欢会。我和其他几个同学一起准备节目单，午饭老师给买了香肠和面包。好吃得不得了！现在好像还在怀念那香肠的味道！

今天，有一对老夫妻来看病，老太太一见到我就急忙向我告状：老先生总是买香肠吃，还一定要给她吃。结果她的血糖、血脂都高了起来，最头疼的是血尿酸也高了很多。老先生无力辩驳，像个犯错误的小学生低着头反复小声说着：你总不吃肉就没有营养，营养跟不上就垮了。

我告诉他，老太太只要规律进食，按我们的要求去做就不可能出现营养不良。其次，选肉食也要选低脂的。高脂饮食对健康有很多危害，老年人不宜选用。

知识导航

56. 痛风患者怎样计算所需的食物量

平衡营养素的摄入:碳水化合物摄取量占所需总能量的 55%～60% 。在选择上不宜选粗粮,应选用细粮,因为粗粮嘌呤含量较细粮高。不吃果糖,因为果糖中能量高,1 克果糖所提供的能量为 16.7 千焦(4 千卡)。每日摄取脂肪量应小于 50 克,占总能量的 25%～30%。蛋白质摄入量应小于正常人,每日每千克体重摄入量为 0.8～1.0 克。嘌呤多存在于蛋白质食物中。因此,在选择蛋白质食物时,要选用不含或少含嘌呤的食物,诸如奶类、鸡蛋及植物蛋白,但需注意植物蛋白中黄豆、扁豆也含不少嘌呤。

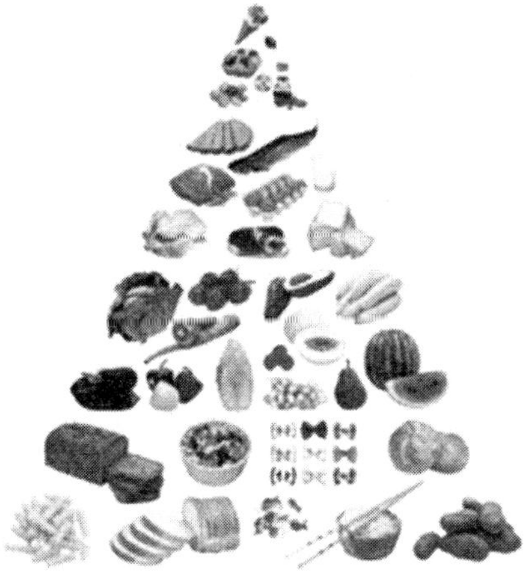

食物嘌呤含量图

57. 有些蔬菜也含嘌呤,痛风患者慎用

痛风患者都知道多吃素,少吃荤,但事实上有些蔬菜对于痛风患者也是不宜多吃的。根据测试,豆苗、黄豆芽、绿豆芽、菜花、紫菜、香菇,这几种蔬菜中,每100克含嘌呤高达150～500毫克,属于高嘌呤食物,其嘌呤的含量与鲨鱼、带鱼、鸡汤、肉汤、鸭汤、海鳗及沙丁鱼等相当,而高于虾、蟹、鸡肉、猪肉、牛羊肉、豆类和豆制品等。痛风患者都知道许多荤菜不能吃,于是患者便想到吃些口味好的菜蔬,如香菇、菜花、豆腐等,却不知道这样也把大量的嘌呤吃进了体内,从而引起痛风的发作。

58. 鸡鸭鱼肉含有嘌呤,痛风患者都不能吃吗

很多人认为鸡、鸭、鱼、肉因含嘌呤多所以痛风患者不能吃,其实也不然,因为有些鱼肉中所含嘌呤也不高,痛风缓解期、慢性期患者还是可以食用的,当然最好不要过量。

(1)含嘌呤较少(每100克食物含嘌呤小于75毫克)鱼蟹类:白鱼、鳊鱼、鲤鱼、河虾、龙虾、青鱼、鲱鱼、鲑鱼、鲥鱼、金枪鱼、蟹、牡蛎等。肉食类:火腿、羊肉、牛肉汤等。这类可以适当吃。

(2)含嘌呤量中等(每100克食物含嘌呤75～100毫克)鱼类:鲤鱼、鳕鱼、大比目鱼、鲈鱼、梭鱼、贝壳类、鳗鱼及鳝鱼等。肉食类:熏火腿、猪肉、牛肉、牛舌、兔肉、鹿肉等。禽类:鸭、鸽子、鹌鹑、野鸡、

火鸡。这类就可少吃。

(3)含嘌呤最多:各种动物的内脏(每 100 克食物含嘌呤 100～1 000 毫克),尤其是脑、心、肝、肾、沙丁鱼、凤尾鱼、肉馅、肉汁、肉汤、鲭鱼、鱼卵、淡菜、鹅、斑鸠、石鸡、酵母。这类食物最好不吃。

第二十一篇

三千越甲可吞吴——痛风能根治么

距离中考一百天的时候，儿子学校曾组织了一个别开生面的百日誓师大会，朝气蓬勃的孩子们热切期待着第一次自己努力的未来！每个班级都有一个主体板报，儿子班级的板报最简洁、最有创意，淡蓝色的背景上只有四句诗：

有志者，事竟成，

破釜沉舟，百二秦关终属楚。

苦心人，天不负，

卧薪尝胆，三千越甲可吞吴！

英雄气概！

知识导航

59. 痛风能根治么

痛风和糖尿病一样，是一种终身性的代谢性疾病，目前尚不能彻底根治。痛风虽然无法根治，但可以很好地控制，而且有间歇性发作的特点，这决定了它并不像糖尿病那样，在较短时间内出现各种严重的并发症。一般痛风的间歇期越长（如有的长达10年以上），对身体的损害越小，而间歇期越短，发作越频繁，对身体的损害越大。因此，痛风虽无法根治但并不可怕，关键是如何坚持不懈地进行自我保养。

60. 如何积极面对痛风

现在的医学发达，治疗痛风并不是难事。但是，痛风这种病容易反复发作，并且症状持续延长，且受累关节增多，所以很多患者容易对此失去信心，而放弃治疗。对于痛风患者我们应给予鼓励：

(1)首先病人和家属都要通过对疾病有关知识学习及相互关爱和鼓励，保持心情舒畅，树立战胜疾病的信心和勇气。

(2)定期到医院检查就诊，及时发现并发症和药物的不良反应。尽早预防和治疗痛风引起的并发症。

(3)积极改变生活方式，长久坚持，保健健康。

附录 痛风病人常用食物成分参考

表1 常用食物嘌呤含量 （毫克/100克）

食物	嘌呤含量	食物	嘌呤含量	食物	嘌呤含量	食物	嘌呤含量
肉类		**鱼类**		**蔬菜类**		**水果类**	
牛肉	37	枪鱼	45	土豆	5.6	苹果	0.9
小牛肉	38	鲱鱼	69	白菜	5	梨	0.9
羊肉	26	鲑鱼	24	花椰菜	20	黑李	1.4
猪肉	41	沙丁鱼	118	胡萝卜	8	杏	0.13
肝	93	小鲳鱼	82	葱头	1.4	杏干	5.8
舌	55	鳌鱼	38	绿葱	4.7	葡萄	0.5
胰	33	鲮鱼	49	黄瓜	3.3	橙子	1.9
脑	28	鳟鱼	56	番茄	4.2	覆盆子	20.9
肾	80	烤子鱼	145	水萝卜	3.7	草莓	5.1
小牛脑	40			荷兰芹菜	17.3	果酱	1.9
熟火腿	25	**粮食类**		青叶菜	14.5	橘酱	4.9
火腿肉	55	大米	18	菠菜	23		
家禽类		燕麦	30	芹菜	10.3	**其他**	
鸡	29	小米	6.1	南瓜	2.8	茶	2.8
鹅	33	面粉	2.3	糖绿豆	80	可可	1.9
雏鸡	58	豌豆	18	瓢瓜	2.8	蜂蜜	3.2
鸽子	80	花生	32.6	扁豆	54	咖啡	1.2
鸡蛋	0	栗子	16.4	云扁豆(荚)	2	牛奶	0
蛤类		大豆	27	生菜	3	食油	0
蟹	26	胡桃	8.4	圆白菜	2		
龙虾	22	大榛果	9.8	龙须菜	8		
				花菜	8		

表 2 常用食物蛋白质含量 （克/100 克）

食 物	蛋白质	食 物	蛋白质	食 物	蛋白质
香肠	18	海参	50.2	玉米	8.8
火腿肠	14	蛤蜊	15	玉米面	8
酱牛肉	31.4	河蚌	6.8	白果	13.2
牛肉	18.1	鱿鱼	18.3	核桃	14.9
羊肉	20.5	草虾	18.6	花生	21.9
猪肝	19.3	基围虾	18.2	花生仁	25
猪肉(瘦)	20.3	蟹肉	11.6	栗子(干)	5.3
猪肉(肥)	2.4	芝麻	19.1	山核桃	7.9
鸡腿	16.4	稻米(粳)	7.3	松子	14.1
鸡胸脯肉	19.4	稻米(籼)	7.9	西瓜子	30.3
鸭肉	15	方便面	9.5	榛子	20
牛奶	3	花卷	6.4	杏仁	24.7
酸奶	3.2	煎饼	7.6	豆腐	8.1
豆奶粉	19	烙饼	7.5	豆腐干	12.2
鹌鹑蛋	12.8	馒头	7.8	豆腐皮	44.6
鸡蛋	12.7	米饭	2.5	豆沙	5.5
松花蛋	14.2	米粥	1.1	腐乳	12
草鱼	16.6	米粉	8	腐竹	44.6
大黄鱼	17.7	烧饼(糖)	8	黄豆	35.1
大马哈鱼	17.2	小麦粉	11.2	绿豆	21.6
黄鳝	18	小米	9	素鸡	16.5
鲫鱼	17.1	小米粥	1.4	赤豆	20.2
麻花	8.3	油饼	7.9	油豆腐	17
面包	8.5	黄豆芽	4.5	芸豆	23.4

续表

食　物	蛋白质	食　物	蛋白质	食　物	蛋白质
大白菜	1.7	绿豆芽	2.1	饼干	8.5
菜花	2.1	毛豆	13.1	蛋糕	13
大葱	1.3	豌豆苗	3.1	豆汁	0.9
大蒜	4.5	红薯	1.1	凉粉	0.3
茭白	1.2	胡萝卜	1	绿豆糕	12.8
金针菇	19.4	马铃薯	2	菠菜	2.6
西兰花	4.1	藕	1.9	油菜心	1.9
油菜	1.8	竹笋	2.6	山药	1.9
冬瓜	0.4	橘子	0.8	韭菜	2.4
佛手瓜	1.2	荔枝	0.9	芹菜	0.8
哈密瓜	0.5	芒果	0.6	紫菜	26.7
苦瓜	1	苹果	0.5	木耳	12.1
丝瓜	1	葡萄	0.7	桂圆干	5
西瓜	0.5	柿	0.4	猕猴桃	0.8
西葫芦	0.8	扁豆	2.7	杏	0.9
茄子	1	蘑菇	2.7	香蕉	1.4
番茄	0.9	尖椒	15	桃	0.8

表 3　常用食物脂肪含量　（克/100 克）

食物	脂肪	食物	脂肪	食物	脂肪
香肠	40.7	黄油	98.8	玉米	3.8
火腿肠	10.4	炼乳	8.7	玉米面	4.5
酱牛肉	11.9	奶酪	23.5	葵花子	49.9
牛肉	13.4	海参	0.1	核桃	58.8
羊肉	14.1	草虾	0.8	花生	48
猪肝	3.5	基围虾	1.4	花生仁	44.3
猪肉(瘦)	6.2	蟹肉	1.2	栗子(干)	1.7
猪肉(肥)	90.4	芝麻	40	白瓜子	46.1
鸡腿	13	稻米(粳)	0.4	松子	62.6
鸡胸脯肉	5	稻米(籼)	0.7	西瓜子	44.8
鸭皮	50.2	方便面	21.1	榛子	44.8
牛奶	3.2	花卷	1	杏仁	44.8
酸奶	2.7	面条(切面)	1.6	豆腐	3.7
豆奶粉	8	烙饼	2.3	豆腐干	3.6
鹌鹑蛋	11.1	馒头	1	豆腐皮	17.4
鸡蛋	11.1	米饭	0.3	豆沙	1.9
松花蛋	10.7	米粥	0.1	腐乳	7.9
草鱼	5.2	米粉	0.3	腐竹	21.7
大黄鱼	2.5	烧饼(糖)	2.1	黄豆	16
大马哈鱼	8.6	小麦粉	1.1	绿豆	0.8
黄鳝	1.4	小米	3.1	素鸡	13.2
鲫鱼	2.7	小米粥	0.7	赤豆	0.6
麻花	31.5	油饼	22.9	油豆腐	17.6
面包	5.1	黄豆芽	1.6	豌豆	1

续表

食物	脂肪	食物	脂肪	食物	脂肪
大白菜	0.2	扁豆	0.2	饼干	16
菜花	0.2	荷兰豆	0.7	蛋糕	8
大葱	0.3	豌豆苗	0.6	月饼	18
大蒜	0.2	红薯	0.2	冰激凌	5.3
茭白	0.2	胡萝卜	0.2	绿豆糕	1
烧鹅	21.5	花生酱	53	菠菜	0.5
西兰花	0.6	甜面酱	0.6	油菜心	0.6
油菜	0.5	芝麻酱	52.7	甜椒	0.4
冬瓜	0.2	橘子	0.3	韭菜	0.4
银耳	1.4	橙	0.2	芹菜	0.1
菠萝	0.1	草莓	0.2	紫菜	1.1
苦瓜	0.1	苹果	0.2	木耳	1.5
丝瓜	0.2	葡萄	0.2	炸土豆条	48.4
西瓜	0.1	柿	0.1	猕猴桃	0.6
西葫芦	0.2	枣	0.4	杏	0.1
茄子	0.1	蘑菇	0.2	香蕉	0.2
番茄	0.2	辣椒	0.3	桃	0.1

表4　常用食物碳水化合物含量　（克/100克）

食　物	碳水化合物	食　物	碳水化合物	食　物	碳水化合物
稻米(粳)	75.3	糯米(江米)	77.5	玉米	66.6
稻米(籼)	77.5	燕麦片	61.6	玉米面	69.6
方便面	60.9	酱牛肉	3.2	葵花子	13
花卷	45.6	牛肉	0.1	核桃	9.6
面条(切面)	58	羊肉	0.2	花生	17.3
烙饼	51	猪肝	5.6	花生仁	16
馒头	48.3	猪肉(瘦)	1.5	栗子(干)	77.2
米饭	25	猪心	1.1	莲子(干)	64.2
米粥	9.8	鸡翅	4.6	松子	9
米粉	78.2	鸡胸脯肉	2.5	西瓜子	9.7
烧饼(糖)	62.7	鸭肉	4	榛子	14.7
小麦粉	71.5	牛奶	3.4	杏仁	2.9
小米	73.5	酸奶	9.3	豆腐	3.8
黄米	72.5	豆奶粉	68.7	豆腐干	10.7
小米粥	8.4	鹌鹑蛋	2.1	豆腐皮	10.7
通心粉	75.4	鸡蛋	1.3	油饼	40.4
豌豆	54.3	松花蛋	4.5	腐乳	7.6
荷兰豆	3.5	鲍鱼	6.6	腐竹	21.3
豌豆苗	2.8	大黄鱼	0.8	黄豆	18.6
红薯	23.1	蛤蜊	0.8	绿豆	58.5
胡萝卜	7.7	河蚌	0.8	素鸡	3.9
花生酱	2.3	鲫鱼	3.8	赤豆	55.7
甜面酱	27.1	麻花	51.9	油豆腐	4.3

续表

食　物	碳水化合物	食　物	碳水化合物	食　物	碳水化合物
豆瓣酱	24.8	面包	58.1	豌豆	54.3
橘子	9.7	大白菜	3.1	饼干	69.2
橙	10.5	菜花	3.4	蛋糕	61.2
草莓	6	大葱	5.2	月饼	52.3
苹果	12.3	大蒜	26.5	冰激凌	17.3
葡萄	9.9	茭白	4	绿豆糕	72.2
柿	17.1	白兰瓜	4.5	菠菜	2.8
枣	28.6	西兰花	2.7	油菜心	1.8
蘑菇	2.7	油菜	2.7	芝麻(白)	21.7
马铃薯	16.5	冬瓜	1.9	韭菜	3.2
藕	15.2	佛手瓜	2.5	芹菜	2.5
藕粉	92.9	甘蔗	15.4	山药	11.6
驴打滚	39.9	苦瓜	3.5	木耳	35.7
海参	0.9	丝瓜	3.6	炸土豆片	40
草虾	5.4	西瓜	6.4	猕猴桃	11.9
鸭蛋	3.1	西葫芦	3.2	杏	7.5
鹅蛋	2.8	茄子	3.5	香蕉	20.8
味精	26.5	番茄	3.5	桃	10.9

表5 常用食物膳食纤维含量

食物品种	食物（100%）	粗纤维（克）	食物品种	食物（100%）	粗纤维（克）
大米（籼）	100	0.4	大蒜	85	1.1
大米（粳）	100	0.4	韭菜	90	1.4
方便面	100	0.7	芹菜（茎）	67	1.2
挂面	100	0.3	青菜	84	1.7
糯米	100	0.8	生菜	94	0.7
小米	100	1.6	蒜薹	82	1.8
燕麦片	100	5.3	莴笋	62	0.6
高粱米	100	4.3	苋菜	74	2.2
玉米面	100	5.6	小白菜	81	1.1
标准粉	100	2.1	雪里蕻	94	1.6
富强粉	100	0.6	油菜	87	1.1
米粉（干）	100	0.1	圆白菜	86	1
油条	100	0.9	香菜	81	1.2
蚕豆（带皮）	100	10.9	冬瓜	80	0.7
蚕豆（去皮）	100	2.5	黄瓜	92	0.5
豆腐（南）	100	0.2	黄豆芽	100	1.4
豆腐（北）	100	0.5	苦瓜	81	1.4
豆腐丝	100	1.1	西葫芦	73	0.6
素鸡	100	0.9	西瓜	59	0.2
豆浆	100	1.1	香瓜	78	0.4
赤豆	100	7.7	长茄子	96	1.9
黄豆	100	15.5	西红柿	97	0.5
绿豆	100	6.4	茄子	93	1.3
豌豆	96	6	青辣椒	84	2.1
扁豆	91	2.1	冬菇（干）	86	32.3
荷兰豆	88	1.4	海带（水浸）	100	0.9
豇豆	97	2.3	金针菇	100	2.7
绿豆芽	100	0.8	黑木耳（干）	100	29.9

续表

食物品种	食物(100%)	粗纤维(克)	食物品种	食物(100%)	粗纤维(克)
毛豆	53	4	紫菜	100	21.6
豌豆苗	98	0	核桃	43	9.5
胡萝卜	96	1.1	山核桃	30	7.8
姜	95	2.7	花生仁(生)	100	5.5
白萝卜	95	1	南瓜	85	0.8
藕	88	0.2	丝瓜	83	0.6
山药	83	0.8	茯苓	100	80.9
玉兰片	100	11.3	枸杞子	98	16.9
竹笋	63	1.8	松子仁	100	10
大白菜	92	0.6	杏仁	100	19.2
菠菜	89	1.7	榛子	21	8.2
菜花	82	1.2	饼干	100	1.1
大葱	82	1.3	面包	100	0.5

表6　常用食物的酸碱性

酸性食物	碱性食物	中性食物
肉类	牛奶	糖
鱼类	青菜类	油脂
家禽	土豆	淀粉
谷类	鲜蘑菇	饮料
蛋类	鲜豆类	咖啡
葡萄干	干豆类	茶
花生	水果	
核桃	杏仁	